Julia Tavalaro mit Richard Tayson

Bis auf den Grund des Ozeans

Unseren Eltern zugeeignet

Mary Augustine
Kathryn Beresford
Joseph Horwat
Virgil Dean Tayson
und
Rick Meyer,
der die ganze Zeit über da war.

Julia Tavalaro mit Richard Tayson

Bis auf den Grund des Ozeans

„Sechs Jahre betrachtete man mich als hirntot.
Aber ich war es nicht. Ich bekam alles mit.“

Aus dem Amerikanischen von Michaela Link

HERDER / SPEKTRUM
Freiburg · Basel · Wien

Willkommen zu meiner Stimme des Schweigens.
Das Leben ist eine kostbare Hülle.
Behalte es, solange du kannst.
Vergiß nicht, es ist nur eine Hülle,
Die den machtvollen Geist enthält.
Er sagt, du kannst alles tun,
Alles sein.
Also sag, was du sagen willst.

Titel der amerikanischen Originalausgabe: Look up for yes,

Published by arrangement with Kodansha America, Inc.

Gedruckt auf umweltfreundlichem,
chlorfrei gebleichtem Papier

Satz: DTP-Studio Helmut Quilitz
Herstellung: Freiburger Graphische Betriebe 1998
ISBN 3-451-26658-X

Vorwort

ICH LERNTE JULIA TAVALARO im Oktober 1991 auf einem Schreibworkshop kennen, den ich im Goldwater Memorial Hospital gab. Sie saß aufrecht im Rollstuhl und hatte die dünnen Beine von sich weggestreckt. Über ihrem Kopf baumelte ein Holzschild: »Ich heiße Julia. Ich kann nicht sprechen. Wenn ich aufblicke, heißt das ›Ja‹.« Sie war aufgeregt, hatte Schmerzen und sog mit schrill keuchenden Atemstößen die Luft ein. Obwohl das Ausmaß ihrer Behinderung viele Gefühle in mir wachrief – Angst, Kummer, Mitleid, Dankbarkeit dafür, gehen und sprechen zu können –, konnte ich irgendwie mehr sehen, als die Oberfläche ihrer Behinderung auf den ersten Blick preisgab.

Obwohl Julia meine »Schülerin« war, hatte ich während dieses Semesters häufig das Gefühl, daß unsere Rollen sich umkehrten. Ich erlebte sie als faszinierenden, beredten, geistig beweglichen Menschen, der – wenn er nicht gerade Schmerzen litt – von allen möglichen Gefühlen einschließlich Freude übersprudelte. Laut Empfehlung sollten wir eine Stunde die Woche außerhalb des Kurses zusammenarbeiten, doch aus dieser einen Stunde wurden schon bald erheblich mehr. Während unserer Transkriptionssitzungen schlossen wir eine scheue Bekanntschaft miteinander, die dann zur Freundschaft wurde. Wir sprachen über so verschiedenartige Themen wie Dichtung, Essen, Selbstmord, Liebe, Sex, Musik und Familie. Für mich war erstaunlich, wie tief Julia vieles empfand und daß sie vor nichts Angst zu haben schien. Obwohl uns ein Altersunterschied von mehr als fünfundzwanzig Jahren trennte, fanden wir heraus, daß wir wichtige Dinge gemeinsam hatten.

Dieses Buch zu schreiben, Buchstaben für Buchstaben, schien anfangs ein völlig unmögliches Unterfangen zu sein. Manchmal brauchten wir einen ganzen Tag, um eine einzige von Julias Erinnerungen zu entwirren. Mit großer Geduld legte sie Ereignisse von vor vierzig oder fünfzig Jahren dar. Mich verblüffte die Genauigkeit, mit der sie sich dieser Aufgabe widmete. Sie konnte sich an Dinge erinnern, die so lange zurücklagen! Und wenn sie auf meine scheinbar endlosen Fragen keine Antwort wußte, erwiderte sie einfach: W-E-I-S-S I-C-H N-I-C-H-T. Ich liebte ihre Ehrlichkeit und ihren Humor, ihre Fähigkeit im Umgang mit der Sprache und ihre Zähigkeit.

Über ein Jahr lang schrieb Julia auf ihrem Kommunikationsgerät Prosa über ihr Leben und druckte lange, schmale Schriftrollen. Wenn ich in ihr Zimmer kam und ihr die Buchstabenkarte gab, schrieb sie nur: D-A-S B-U-C-H. Ich übertrug ihre Arbeit dann auf einen Computer und las ihr anschließend laut vor, was sie geschrieben hatte. Aus ihren Niederschriften wählten wir das für ihre Lebensgeschichte Wesentliche aus. Sie gab mir die notwendigen Tatsacheninformationen, und ich arbeitete zu Hause weiter, wo ich an die lyrische Sensibilität anzuknüpfen versuchte, die ich in ihren Gedichten fand. Ich verwendete die von ihrer Prosa vorgegebene Grundstruktur und bediente mich der von ihr ständig benutzten Worte und umgangssprachlicher Ausdrücke, mit denen sie aufgewachsen war.

Ich schrieb einen Entwurf nach dem anderen, und Julia korrigierte sie alle. Wenn irgend etwas nicht zutreffend war, ließ sie mich das unmißverständlich wissen. Sie bewältigte diese Aufgabe unter Bedingungen, die den meisten Autoren zu erbärmlich gewesen wären. Sie hatte häufig Schmerzen, war krank oder wütend. Aber fast jedes Mal, wenn ich sie besuchte, hatte sie neue Aufzeichnungen für mich.

So sehr ich Julia geholfen habe, ihre Geschichte zu Papier zu bringen, so sehr habe ich von ihr gelernt zu verstehen, was ein Leben mit schweren Behinderungen bedeutet und wie unerschütterlich man darum kämpfen muß, die eigenen Träume wahr werden zu lassen. Ich empfinde große Ehrfurcht vor dem Willen, der diese Frau am Leben gehalten hat. Ich habe tiefen Respekt für ihre moralische und persönliche Integrität, ihre Schaffenskraft und ihren nie erlahmenden Kampfgeist. Julia Tavalaro hat mir eine Vorstellung von Zähigkeit geschenkt, die ich nie vergessen werde. Ich bin ihr dankbar.

Brooklyn, New York, 1996 *Richard Tayson*

Wir danken besonders:

Den Schreibworkshops des NYU/Goldwater Hospital, Minato Asakawa, Arlene Kraat, Deborah Baker, Joyce Sabari, Joan Bennettson, John Urda, Robert Uruma, Linda Tropiano, Peter Meiland, Alexandra Babanskyj, Sharon Sharp, Nancy Levitin und Deloris Cook.

Prolog

SCHON ALS KIND bin ich meist früh aufgewacht – manchmal schon vor Morgengrauen –, um die erste im Haus zu sein, die das Sonnenlicht durch das Fenster an meinem Bett fallen sah. Als Kind drehte ich mich dann auf die Seite, und das erste, was ich erblickte, war der Schuppen in unserem Garten, der die Autoreparaturwerkstatt meines Vaters beherbergte. Dahinter stand auf dem Hof der Skpanskys eine mächtige Eiche. Für eine Siebenjährige erschien dieser Baum ehrfurchtgebietend, wie er da nicht nur hinter unserem das Haus der Skpanskys überragte, sondern auch das Haus der Andersons nebenan auf der John Street in Inwood, Long Island.

Aus meinem Fenster im zweiten Stock sah ich das erste Licht aufschimmern, das scheinbar aus dem Nichts kam, als hätte dieser Baum selbst die Macht, Dunkelheit zu zerstreuen und den neuen Tag zu bringen. Langsam woben die Sonnenstrahlen einen Ring grauen Nebels um die Zweige der Eiche, gossen Licht um den Baum herum und schufen mit Grün- und Weißtönen und sanften Gelbschattierungen ein Farbenschauspiel. Ich lag im Bett, hörte die regelmäßigen Atemzüge meiner Schwester Joan neben mir und spürte das Laken auf meiner Haut und die warme Behaglichkeit der Decken. Auf kindliche Weise stellte ich mir vor, wie dieser Baum sein grünes Blätterwerk in mein Bett sandte – von meinen kleinen Füßen angefangen aufwärts durch meine Knie und Beine, meinen Bauch und meine Arme hinauf, um über Hals, Lippen und Augen grüne Blätter wie Haare über meinen Kopf sprießen zu lassen.

Selbst mit sieben Jahren wollte ich besser sein als alle anderen, schöner als meine Schwester und die anderen Mädchen in der Staatlichen Schule Nr. 2, stärker als die Jungen, ein besserer Gewehrschütze als mein Vater. Seit ich mich erinnern kann, wollte ich die Beste sein.

Wenn das Beste für mich nicht erreichbar war, nahm ich meine Phantasie zu Hilfe. Wenn Großmutter Horwat mir verbot, die Höhen der Skpansky-Eiche zu erklimmen, und mir statt dessen einen Puppenwagen gab, legte ich mich aufs Bett, schloß die Augen und stellte mir vor, ich würde diesen Wagen zur Eiche fahren. Dort bewerkstelligte ich dann den Bau eines imaginären Baumhauses, das wegen seiner besonderen Zimmer in ganz Nassau County berühmt wurde. Es gab dort ein Schminkzimmer voller Spiegel und luxuriöser Kleider, ein Zimmer mit einem goldenen Telefonapparat auf einem Glastisch, wo ich die Tage damit zubrachte, mit Gene Autrey und Zsa-Zsa Gabor zu plaudern, ferner ein Trophäenzimmer, in dem Vaters preisgekrönte Geweihe die Wände schmückten. Das letzte war dann mein Lieblingszimmer: das Comikheftzimmer, wo ich mit *Superman* und *Tarzan* Gäste empfing.

Wenn mein Tagtraum diesen Punkt erreichte, wachte auch Joan neben mir langsam auf, und Midge, meine jüngste Schwester, regte sich auf ihrem Couchbett am Fenster. Wir stahlen uns aus unserem Zimmer, um nur ja nicht meinen Vater zu wecken, und gingen auf Zehenspitzen die Treppe hinunter, um Frühstück zu machen. Wenn es Sommer war, verbrachten wir den Tag damit, einander auf den Rücken und in die Äste der Eiche zu klettern, von wo wir uns hinunterschwangen, als seien wir Zirkusartisten. Wir stellten uns vor, wie wir von Hochseilen auf Elefantenrücken sprangen, wirbelten durch die Luft, drehten Pirouetten und landeten dann manchmal mit einem so starken Aufprall auf dem Boden, daß uns die Luft wegblieb.

Eines Tages kletterte Joan so hoch in die Eiche hinauf, daß ich ihr nur noch neidisch nachstarren konnte. Sie hielt inne, setzte sich auf einen Ast und ließ die Beine baumeln. »He, Julie, sieh nur, wie weit ich fliegen kann«, schrie sie.

Ich blickte gerade rechtzeitig auf, um sie wie einen Stein herunterfallen zu sehen. Mit einem Krachen wie von Knochen auf Holz schlug sie auf dem Rücken auf. Sie stand nicht mehr auf, sondern blieb reglos am Fuß des Baumes liegen. Midge rannte zum Haus, und bis Mom herauskam, hatte Joan zu brüllen begonnen. Ich schrie: »Joanie ist gekreuzigt worden!« Und Mom fluchte auf Polnisch. »Jezus Chrystus. O moj boze [O mein Gott]«, sagte sie und bückte sich, um Joan aus einem Nagel zu ziehen, der sich ihr in den Rücken gebohrt hatte. Joans Schreie gellten durch den Garten, und als Mom sie umdrehte, sah ich einen tiefen Schnitt, der von ihrem Hals das halbe Rückgrat hinunterreichte. Blut befleckte den Baum und zeichnete den ganzen Weg bis zum Haus eine Spur vierteldollargroßer, dunkler Flecken. Obwohl sie vielleicht hätte genäht werden müssen, steckte Mom sie in die Badewanne und tupfte die Wunde mit Jod ab, weil sie meinte, wir hätten kein Geld, einen Arzt zu bezahlen. Jedesmal, wenn Joanie schrie, zuckte ich zusammen und spürte den Schmerz, als sei es mein eigener.

Am nächsten Tag sägten mein Vater und Mr. Skpansky die unteren Äste dieses Baumes ab. Während die Kettensäge kreischte, trauerte ich um den Verlust jener Äste und fühlte mich, als würden mir die eigenen Arme und Beine amputiert. Zurück blieben nur Stumpen, der Geruch von Holzspänen, Staub in der Luft und das Blut meiner Schwester.

Jetzt, mit sechzig Jahren auf dem Buckel – dreißig davon, ohne Arme, Beine oder Stimme benutzen zu können, – wache ich immer noch jeden Tag ganz früh auf. Aber statt mich auf die Seite zu drehen und aus dem Fenster zu schauen, liege ich auf dem Rücken. Um gegen den Schmerz zu kämpfen, bewege ich die einzigen Teile meines Körpers, die ich bewegen kann, meinen Hals und meine Augen, und blicke aus meinem Krankenhausfenster. Während ich im ersten Licht die unter der Last ihrer Früchte gebeugten Tomatenstauden sehe, das Betonpflaster und die Gartenmauer aus Schlackenstein, denke ich an die Gedichte, die ich geschrieben habe, seit ich gelähmt bin, und an die, die ich heute schreiben werde.

Jenseits der Mauer kann ich das schwache Blau von Wasser erkennen. Was ich nicht sehen kann – von wessen Existenz ich aber durch die Ausflüge in meinem motorisierten Rollstuhl weiß –, sind die zungenförmigen Blätter der Plumeria, die doppelte Flamme der afrikanischen Wüstenrose und des blühenden Ahorns, die reife Last des Limonenbaums und der Sommerkürbis, der wild über den Boden rankt. Vor langer Zeit stellten mich die Fragen, wie und wann ich hierhergekommen bin, vor ein grauenhaftes Rätsel. Inzwischen weiß ich mehr. Nach und nach kehrte die Erinnerung an die Einzelheiten eines heißen Sommerabends im August 1966 zurück – aber sie ist nicht so wichtig, wie sie mir einst schien. Die Antworten, so habe ich festgestellt, kratzen nicht einmal an den größeren und gefährlicheren Fragen meiner dreißigjährigen Existenz in dieser Anstalt.

ERSTES KAPITEL

Ein modernes Konzentrationslager

Ja, das ist es.
Wenn der Name fällt, werden wir zornig.
Bitte laßt mich
In diesem Krankenhaus nicht – oh, nein –
Noch auf andere Weise gequält werden;
Nur der Weg zum Himmel ist guter Lohn.

Hier liege ich in meinem Bett
Ganz als wäre ich tot,
Hoffend wünschend das Halleluja betend
Daß mein letzter Atemzug der nächste sein wird.

Als ich erwachte
Fand ich mich in demselben üblen Scherz wieder.
Mein Körper war derselbe:
Wollte sich bewegen.
Ich hatte keine Stimme, nur ein Loch zum Atmen.

Die Schläuche überall in mir
Sagten mir
Das ist
Der Anfang
Vom Ende.

LANGSAM WIRD DIE LUFT HELLER. Alles um mich herum ist in blaugrauem Nebel verschwommen. Ich bin wach und nicht wach. Ich glaube nicht, daß ich Augen habe, aber ich kann mich selbst auf einem mit Zickzacklinien bedeckten Berg sehen. Ich versuche, dem Muster zu folgen, und steige hinauf. Mit jedem Schritt rutsche ich hinunter, entferne mich immer weiter vom Gipfel des Berges. Die Luft schmilzt zu einem tiefen Purpur, das orange wird, dann lohfarben. Eine Vielzahl von Stimmen umschwirrt mich, und ich kann nicht entscheiden, ob ich hinauf in die Sonne gehen will oder hinunter in die Dunkelheit unter den Steinen.

Das Licht verwandelt sich in eine Decke silbernen Nebels. Die Gewaltigkeit des Berges schreckt mich. Ich habe Angst, daß niemand mich finden wird. Ich lege mich in den Schmutz und weine, weil ich erschöpft bin, gehe nirgendwo hin.

Alles ist still. Dann erheben sich ringsum Stimmen, eine schriller als die übrigen. Eine Frauenstimme. Laut. Dicht bei mir. Beinahe dort, wo ich früher den Kopf hatte.

»Scheiße! Verdammter Mist«, sagt sie.

Der Nebel verfliegt. Ich nehme nur ein Gefühl der Enge in meinem Körper wahr, eine Beklemmung. Etwas ist da ganz und gar nicht in Ordnung.

Mein Verstand treibt an die Oberfläche, ganz langsam. Eine tiefe Furcht ergreift mich. Ich öffne die Augen nicht. Ich spüre, wie in dem leeren Nichts meines Körpers Traurigkeit aufsteigt. Ich fange an zu weinen, aber es kommt kein Laut, keine Tränen fließen. Mein Verstand versucht, die Dinge zusammenzufügen, aber es scheinen die Bindeglieder zu fehlen.

Ich gerate in Panik. Verzweifelt müht sich mein Verstand, schneller zu arbeiten. Ich versuche zu schreien. Wieder kann ich keinen Laut hervorbringen. Wo sind meine Schreie? Wenn ich die wütenden Worte der Frau hören kann, warum kann ich dann nicht meine eigene Stimme hören? Dann dämmert es mir wie die Enthüllung in einem Alptraum: Ich bin tot.

Ich versuche, die rechte Hand zu heben, aber sie ist steif, unbeweglich, an meine Brust gebunden wie bei einer Toten. Ich will meine linke Faust öffnen, aber sie ist hart und unnachgiebig wie Stein. Ich strenge mich an, die Füße zu bewegen – und kann es nicht. Einmal mehr versuche ich zu schreien, um mich selbst davon zu überzeugen, daß ich noch lebe. Es kommt kein Laut, und ich höre nur das Zähneknirschen in meinem Kopf.

So muß sich der Tod anfühlen: Du schreist laut los, und niemand bemerkt es. Du versuchst, den Arm zu heben, nur um feststellen zu müssen, daß du dich in Stein verwandelt hast. Unhörbar heulst du in die Stille. Niemand kommt. So geht es weiter bis in alle Ewigkeit.

Plötzlich erinnere ich mich an Judy, meine hübsche, vierzehn Monate alte Tochter. Wo ist sie? Warum bilde ich mir ein, sie weine? Ich erinnere mich, daß sie nach dem Abendessen, während ich die Spülmaschine lud, vor sich hin gegluckst und auf ihrem Hochstuhl gespielt hatte. Ich hatte eine meiner Kopfschmerzattacken gehabt, eine böse Attacke, und als ich vor der Spülmaschine stand, spürte ich, daß schon die nächste kam. Ich wollte Judy sofort ins Bett bringen, damit ich mich hinlegen konnte. Ich trug sie nach oben und badete sie. Aber da hat sie nicht geweint, warum also erinnere ich mich jetzt an dieses Weinen?

Ich denke zurück, füge Erinnerungen zusammen. Ich weiß noch, daß ich sie erst abgetrocknet und dann gepudert habe, daß ich zusah, wie sich der feine Babypuder in die Luft erhob. Er erinnerte mich an Nebel, die Art Nebel, durch die man nicht hindurchsehen kann. Meine Kopfschmerzen wurden immer schlimmer – es war ein Gefühl, als schabe mir jemand mit einer Glasscherbe meine Schädeldecke ab. Ich hob Judy von der Ankleidekommode und zog ihr ihren gelben Pyjama an. Ich legte sie in ihr Bettchen und gab ihr einen Schnuller.

Es fällt mir schwer, mich zu erinnern, was als nächstes geschah.

Ich spiele die Ereignisse in Gedanken noch einmal durch. Nachdem ich ihr Zimmer verlassen hatte, ging ich die Treppe hinunter – ja, ich erinnere mich an den goldenen Teppich unter meinen Füßen –, und als ich den ersten Schritt tat, fing Judy an zu weinen. Es war ungewöhnlich, daß sie sich noch einmal meldete. Ich dachte, ein wenig Milch würde sie beruhigen, und ging die Treppe hinunter, um etwas Milch warm zu machen. Ich erinnere mich an meine Hand auf dem Geländer, an meinen Mann, George, der unten fernsah, an Judys Weinen – aber danach ist alles verschwommen. Wieder einmal und mit einem wachsenden Gefühl der Furcht versuche ich, mich zu erinnern.

Ich bin in der Küche, stehe vor dem Herd, auf der Theke eine leere Flasche. Während die Milch heiß wurde, hörte ich Judys Schreien. Der Weg zu ihr zurück war schwierig. Jeder Schritt die Treppe hinauf kostete Anstrengung. Noch bevor ich den Treppenabsatz erreichte, war ich außer Atem. Mit jedem Schrei wurden meine Kopfschmerzen schlimmer. Oben an der Treppe wandte ich mich nach rechts, um zu Judys Bettchen zu gehen.

Sobald ich ihr die Flasche gab, hörte sie auf zu schreien. Mein Kopf fühlte sich an, als wolle er explodieren, aber ich konnte nur daran denken, daß ich den Abwasch fertig machen wollte, damit ich mich endlich ausruhen konnte. Ich überzeugte mich davon, daß Judy nicht mehr weinte, und ging zur Treppe zurück.

Die schimpfende Frau stellt etwas an, das sich wie die Kettensäge meines Vaters im langsamsten Gang anhört. Dieses Geräusch dicht an meinem Ohr macht mir noch mehr Angst. Die Frau steht an meinem Bett, und obwohl ich mich immer noch davor fürchte, die Augen zu öffnen, spüre ich, daß sie sich an irgend etwas zu schaffen macht.

Dann öffne ich die Augen. Als erstes sehe ich eine Frau in einer weißen Uniform und einer weißen Haube. Obwohl mein Hals sich steif anfühlt, kann ich mich leicht zur Seite drehen und erkenne einen Ärmel über dunkler Haut. Der Ärmel sieht gestärkt aus, zu weiß. Seine Helligkeit tut mir in den Augen weh, genau wie das Licht über dem Kopf der Frau. Mir wird klar, daß es eine Krankenschwester ist. Ich weiß, daß ich nicht tot bin.

Ich kann den Hals ungefähr zwei bis drei Zentimeter nach vorn bewegen, gerade weit genug, um zu sehen, daß ein Laken bis zu meinem Bauch hinaufgezogen ist. Wenn ich den Blick senke, sehe ich, daß mir die an den Ellbogen abgewinkelten Arme auf der Brust festgesteckt sind. Jede Hand ist zu einer festen, unnachgiebigen Faust geballt. Beide Daumen liegen zusammengekrümmt unter meinen Fingern. Ich spüre einen Schmerz in meinen unteren Extremitäten, als nage Ungeziefer an meinem linken Bein. Es ist ein Gefühl, als hätte jemand mein linkes Knie mit einem Hammer bis dorthin hinuntergeschlagen, wo früher mein Schienbein war, und es dann um fünfundvierzig Grad nach links gedreht. Von der linken Seite meiner Hüften bis hinunter zu meinen verkrümmten Zehen spüre ich erst Hitze, dann eisige Kälte.

An der Wand mir gegenüber verdunkelt sich der Himmel. Ich blicke in die hereinbrechende Nacht und rufe nach meiner Tochter, meinem Mann, meinen Eltern. Ich bringe keinen Laut hervor. Obwohl mir ihre Namen ganz deutlich präsent sind, kann ich meine Lippen, meine Zunge und meinen Atem nicht dazu bringen, sie auszusprechen. Alle Namen sind dasselbe, in die Länge gezogenes Heulen, das nur ich hören kann.

Die Krankenschwester läßt den silbernen Kanister fallen. »Scheiße! Verdammter Mist«, sagt sie, hebt den Kanister vom Boden auf und öffnet ihn schließlich. Mit dem Kanister in der Hand kommt sie auf mich zu. Die Krankenschwester scheint nicht zu bemerken, daß ich sie ansehe, daß ich versuche, ihre Aufmerksamkeit zu erringen, indem ich den Kopf von einer Seite zur anderen bewege und mit den Augen rolle.

Sie dreht eine Scheibe an der Maschine neben mir und gießt den Inhalt des Kanisters in einen Behälter, der an einem Metallständer hängt. Das ist der Augenblick, in dem ich zwei Schläuche spüre, einen in meiner Nase, den anderen in meiner Kehle. Ich sehe, wie die Flüssigkeit in die Maschine läuft und in einen Schlauch gepumpt wird, der quer über meiner Bettdecke liegt und sich in meine Nase schlängelt. Als die Flüssigkeit in meine Nase rinnt, sehe ich die Krankenschwester an, die sich auf die Maschine konzentriert. Ich würde sie am liebsten umbringen.

Ich bemerke drei weitere Betten in dem Zimmer, die alle belegt sind. Die Frau in dem Bett gegenüber lallt so laut, daß ich sie über das Geräusch der Füttermaschine hören kann. Das Weiß in ihren Augen zeigt zur Decke, sie sitzt in ihrem Bett und gibt ein Gestammel ähnlich dem Kauderwelsch von sich, wie Joanie und ich es immer sangen, wenn wir die Ziege unserer Mutter einfangen wollten. Eine andere Krankenschwester beugt sich über die Frau und sagt ihr, sie solle ihr Abendessen essen. Aber das Lallen geht weiter, und während dieser unsinnigen Laute tritt ein Mann in weißem Kittel ins Zimmer.

Ich denke mir sofort, daß er Arzt ist und ich unter seiner Obhut stehen muß. Er spricht eine Sprache, die mir genauso fremd ist wie das Gestammel der Frau. Obwohl ich weiß, daß es Englisch ist, erkenne ich doch die meisten Wörter nicht. Sobald er mich ansieht, wird er wohl bemerken, daß ich wach bin, und dafür sorgen, daß man mich von hier fortbringt. Aber er sagt nur einige Worte zu der Krankenschwester, die mich füttert, und verläßt das Zimmer dann genauso schnell, wie er gekommen ist.

Ich beobachte, wie der Schlauch sich füllt und die Flüssigkeit auf mich zuschießt. Ich möchte gern aufstehen und nach Hause gehen. Ich versuche, mich auf den Ellbogen zu stützen und hochzuziehen, damit die Krankenschwester merkt, daß ich wach bin. Ich möchte mit den Leuten weggehen, die ich draußen hören kann, wahrscheinlich in einem Flur vor dem Zimmer, aber mein linkes Bein fühlt sich an, als sei es gar nicht da. Ich sehe mein rechtes Bein vor mir, direkt unter der Decke, aber wenn ich denke:

Beweg dich, tut es nichts. Etwas rinnt meine Kehle hinunter, und ich frage mich, welchen Monat wir haben.

Jetzt bin ich entsetzt. Ich will mir wegen meiner Stimme an die Kehle greifen, aber meine Arme bewegen sich nicht. Ich weiß, daß ich eine Kehle habe und in der Lage sein sollte, nach jemandem zu schreien, der mich hier wegholt. Ich begreife, daß ich keine Kraft in Beinen, Armen, Händen, Stimme, Körper habe. Ich begreife, daß ich gelähmt bin.

Die Frau mit den gestärkten Kleidern beugt sich über mich, um ein paar Tropfen wegzuwischen, die sie auf meinem Kinn verschüttet hat. Sie drückt sehr fest, so wie ein Dienstmädchen einen Flecken aus einem Teppich schrubbt. Als Antwort auf ihre grobe Berührung gebe ich einen tiefen, wimmernden Laut von mir, wie das warnende Knurren eines Hundes. Die Krankenschwester verharrt und hält den Lappen vor sich in die Luft. Sie sieht mich an, auf ihrem Gesicht zeichnet sich Erstaunen ab, sie legt den Kopf zur Seite und denkt über den Laut nach, den ich gerade gemacht habe. Dann ballt sie den Lappen zusammen und blafft mich an: »Halt den Mund, du Heulsuse!« Sie geht zum Waschbecken, wringt den Lappen aus, sieht sich im Spiegel an, wendet sich ab und verläßt das Zimmer, ohne sich noch einmal nach mir umzusehen.

Meine Gedanken treiben zum Licht empor. Ich kann mich in der heißen, feuchten Luft und dem Licht, das um mich herum leuchtet, starr ausgestreckt liegen sehen. Wieder sehe ich den Berg. Als der Nebel um ihn herum sich verdichtet, verwandelt sich der Berg in eine Reihe von Hügeln, die von Zickzacklinien begrenzt sind. Ich träume, daß ich mit bloßen Händen in der nassen Erde grabe, nach etwas suche, an dem ich mich festhalten kann. Eine Stimme in meinen Gedanken ruft nach meinem Vater, und ich wache entsetzt auf, zu meiner ersten Nacht zurück auf Erden.

*

Mein Vater, Joseph Horwat, war 1908 in Ungarn, in Budapest, zur Welt gekommen und als Junge nach Pittsburgh in Pennsylvania ausgewandert. Obwohl er nie viel über sich selbst gesprochen hatte, wußte ich vom Hörensagen, daß er ein flotter junger Mann gewesen sein mußte, das dichte braune Haar im Stil der dreißiger Jahre mit Pomade zurückgestrichen, mit dunkelblauen Augen, vollen Lippen und von muskulösem Körperbau. Er scherzte und tanzte gern, liebte Rennen mit dem Viehwagen und scherte sich kein Jota darum, was andere Leute dachten. Sein Humor war verletzend, und bisweilen neigte er zu Gewalttätigkeiten; wegen einer Kleinigkeit konnte sein Temperament mit ihm durchgehen, und dann schnallte er seinen schwarzen Gürtel ab und verdrosch damit eines seiner vier Kinder, während die anderen sich hinter dem Holzhaufen im Hof versteckten.

Wie die Familienlegende es will, war mein Vater eins von vierzehn Kindern, die allesamt in einem Zigeunerwohnwagen zur Welt gekommen waren. Er besuchte die Schule bis zur sechsten Klasse, dann ging er mit seinem Vater zur Arbeit in die Kohlenbergwerke von Pittsburgh. Nachdem ein Vorarbeiter sein Talent zur Reparatur von Maschinen entdeckt hatte, wurde mein Vater zum Automechaniker befördert. 1933 lernte er meine Mutter kennen, heiratete sie und fuhr sie auf seinem Motorrad von Pittsburgh nach Inwood auf Long Island, einem der fünf größeren Dörfer von Nassau County.

Er mietete ein Haus auf der Wheelock Street, wo die Kellergeschosse hoch genug lagen, um nicht von den Salzwiesen her überflutet zu werden. Da Inwood seinerzeit als Wohnort wenig begehrt war, säumten nur einige wenige Häuser die Straße. Meist wohnten Einwanderer zur Miete darin. Von unserem vorderen Fenster aus blickten wir auf die Ziegelei gegenüber und die weite Fläche der Salzwiesen. Das war das Haus, in dem ich am 31. Januar 1935 geboren wurde.

1939 kaufte mein Vater einige Meilen davon entfernt das Haus Nr. 84 auf der John Street, einer weiteren Einwandererenklave.

Die Menschen, die in unserer Nähe lebten, auf der Mott Avenue, der Wahl Avenue und der Roosevelt Street, waren überwiegend Italiener. Meine Eltern fanden sich in der Rolle der Außenseiter wieder. In einer Hinsicht hatten sie Glück: Die beiden anderen nicht-italienischen Familien teilten sich die Ecke unseres Häuserblocks. Die Skpanskys, eine polnische Familie, deren Mädchen sich mit meinen Schwestern und mir anfreundeten, wohnten direkt hinter uns. Die Andersons, eine schwarze Familie, die vor den Italienern dagewesen war, wohnten nebenan.

Gleich nach unserem Umzug baute mein Vater die Garage zu einer Reparaturwerkstatt um und benutzte unseren Garten als Schrottlager. Selbst wenn er einen ganz üblen Kater hatte, stand er vor dem Morgengrauen auf und machte sich mit der Kaffeetasse in einer Hand, dem Schraubenschlüssel in der anderen auf den Weg durch die Hintertür und über die Kieseinfahrt zu seiner Werkstatt.

Manchmal ließ er mich ein in seine ölverschmierte Welt nicht aufgepumpter Reifen, schmutzverkrusteter Chassis, Verteilerkappen, Bremsklötze und gerissener Kühler. Hier, in seinem Paradies des Unvollkommenen, in dem Whiskeygeruch, den er verströmte, und im Anblick seiner blutigen Knöchel lernte ich seinen Kampfgeist nicht nur lieben, sondern auch mich mit ihm zu identifizieren. Etwas in dem Glanz seiner Augen, wenn er mit weit ausholenden, kreisenden Bewegungen seines Ledertuchs einen Wagen polierte, schlug mich an jenen langen Nachmittagen in der Werkstatt in den Bann, während Maurice Chevalier aus dem Radio seine Lieder in die heiße, wie elektrisierte Luft schmetterte.

Die meiste Zeit saß ich nur da und beobachtete die ruhigen, besonnenen Hände meines Vaters, während er Kupferdraht abisolierte oder nach einer Zange griff. Ich sah den Ausdruck der Entschlossenheit auf seinem Gesicht, wenn er an seiner öligen Werkbank stand, und ich staunte über seine tiefe Konzentration auf ein winziges Metallstück in seiner Hand. Er summte vor sich hin, plauderte manchmal mit mir oder erklärte mir, was er gerade tat. Aber die meiste Zeit schwiegen wir. Wenn ich doch einmal eine Frage stellte, beendete er erst seine Arbeit, bevor er mir leise, fast unhörbar, mit seinem im Laufe der Jahre schwächer gewordenen ungarischen Akzent Antwort gab.

Als ich acht war, stellte ich mir vor, wie ich genau wie mein Vater Viehwagen fahren würde. Oder ich war der Jäger, der, einen steifgewordenen Hirsch auf die Schultern gebunden, vom Berg hinunterkam, derjenige, der ihn vorne in unserer Garage an einen Haken hing und gleich an Ort und Stelle ausnahm, ohne wegen des Blutes auch nur mit der Wimper zu zucken. Und ich würde seinen Humor haben. Wie damals, als er einen ausgeweideten Hirsch an einem Seil bei uns in die Garage hängte und ihm das dreiendige Geweih vom Kopf schnitt und es sich wie eine phantastische Mütze aus Haut, Knochen und Blut aufsetzte und lachte, bis Mom aus dem Haus kam, um ein Foto zu machen. Ja, ich wollte das Rückgrat meines Vaters haben.

Ich hatte alles: seine Schläue und Beharrlichkeit, seinen Mut und seine Verwegenheit. Alle diese Sommertage in der Werkstatt meines Vaters, mit seinem in der Nagelschublade versteckten Whiskey und den Klängen der Musik, der Elektrosägen und der Motoren machte meinen Vater zu einem Teil von mir. Die Nachbarn auf der John Street erzählten mir immer, wie sehr ich ihm ähnelte – die langen, schlaksigen Beine; das symmetrische, schmale Gesicht mit den hohen Wangenknochen; die ernste Entschlossenheit meines Kinns; den beißenden Humor.

Vor meinem inneren Auge sehe ich ein Fenster, an dem gelegentlich mein Vater erscheint. Gewöhnlich hat er eine Waffe in der Hand – eine Pistole oder das Gewehr, mit dem er früher zur Jagd ging –, ein schiefes Grinsen auf dem Gesicht und eine Rennfahrermütze auf dem Kopf. Er verschränkt gerne die Arme über der Brust und schiebt die Finger in die Ellbogenbeuge. Er riecht nach zwei Tage altem Schweiß, hat Schmieröl an den Händen, raucht filterlose Lucky-Strike-Zigaretten und trinkt seinen Whiskey pur. Er trägt einen Overall mit einem Hemd darunter und ist der einzige Mann, bei dem ich mich darauf verlassen würde, daß er meine Familie rettet, wenn im Haus ein Feuer ausbricht.

Wenn ich ihn mir an meinem Fenster vorstelle, sehe ich den Mann, der mich bei ganz seltenen Gelegenheiten liebevoll umfangen hielt, während wir uns Jack Benny im Radio anhörten, und mir erzählte, daß ich, wenn ich groß wäre, »ihm Ehre machen« müsse. Vater vermittelte mir nie den Eindruck, daß das Leben einfach sein würde. Er brachte mir bei, zu glauben, daß ich alles erreichen konnte, wenn ich hart genug arbeitete und nicht im entscheidenden Augenblick aufgab. »Eine Tochter von mir ist kein Drückeberger«, pflegte er zu sagen.

Nach dem Jäger, dem Motorradfahrer, dem tüchtigen Mechaniker sah ich einen anderen Mann – meinen Vater mit Ende Fünfzig, mit hängenden Schultern und dickem Bauch, die Augen geschwollen und von Falten umringt, weil er tagsüber seine Werkstatt betrieb und die meisten Nächte durch trank. Die Haut unter seinem Kinn war so runzlig wie der Kamm eines Bantamhahns, der einen Kampf zuviel hinter sich gebracht hatte, einen Balztanz zuviel. Sein Körper wurde von Magen- und Speiseröhrenkrebs verwüstet, doch er lehnte jede ärztliche Hilfe ab. Whiskey der Marke Johnny Walker und seine Arbeit als Automechaniker blieben seine einzige Medizin.

Wenn ich den Blick von dem Fenster abwende und die Augen schließe, sehe ich meinen Vater spät abends von John Mayos Bar nach Hause kommen und höre ihn laut mit meiner Mutter streiten. Das ist der Teil meines Vaters, an den ich mich am wenigsten gern erinnere, obwohl mir vielleicht gerade dieser Teil lebhafter vor Augen steht als der Rest dieses Mannes.

Ich höre, wie er sie »Nazi-Polack« nennt, wie er schreit, man habe sie in Krakau herausgeworfen, weil sie so eine Schlampe gewesen sei. Die Ohrfeigen beginnen. Ich höre das Geräusch seiner Stiefel, als er nach unten geht, dann werden Whiskeyflaschen, Porzellan und Stühle an die Wände geworfen. Ich stehe auf, schiebe Joan und Midge, meine Schwestern, unter die Betten. Aber er kommt zu uns und zerrt uns heraus. Mit blutunterlaufenen Augen und einem Geruch halb nach Schweiß, halb nach Fäulnis, einem Geruch, den ich nie vergessen werde, murmelt er mit undeutlicher Stimme, daß ich die Älteste sei, und führt mich zu seinem Waffenschrank.

Neben dem Schrank – zu dem uns der Zutritt normalerweise untersagt ist – bleibe ich auf der Schwelle des Verbotenen stehen. Ein Teil von mir ist erregt darüber, daß ich mich am Rand der geheiligten Welt meines Vaters befinde, aber ein anderer Teil ist voller Furcht, daß er etwas von mir erwarten könnte, daß ich nun meinen Schneid werde unter Beweis stellen müssen oder für alle Zeit aus seinem Gesichtskreis verschwinden werde. Ich höre ihn im Wandschrank poltern, wie er seine Pistolen und Gewehre herausreißt, höre ihn fluchen und knurren und vor sich hin murmeln; die Luft im Korridor ist zum Schneiden dick vom Geruch seiner Trunkenheit. Ich höre Mutter in ihrem Zimmer weinen und Joan und Midge wieder unter das Bett kriechen.

Mit errötetem Gesicht und schweißnasser Stirn kommt er endlich aus dem Schrank wieder zum Vorschein und macht sich daran, seine Waffen an der Wand aufzureihen. Dann dreht er sich mit verschlagenem Gesichtsausdruck zu mir um und befiehlt mir, zu entscheiden, mit welcher Waffe er meine Mutter töten soll.

Beinahe all diese Erinnerungen an meinen Vater kann ich ertragen. Ich kann sogar mit einiger Freude daran denken, daß die Nachbarn ihn »Crazy Joe« nannten, den wilden Ungarn, der jeden unter den Tisch trinken und dann aufstehen konnte, um zu einer Frau zu gehen und sich derart zum Narren zu machen, daß er ihr leid tat und sie ihn für die Nacht mit nach Hause nahm.

Ich denke, ich habe von ihm geerbt, was mir das Leben gerettet hat – einen Willen, so stark wie der Schraubstock an dem einen

Ende seiner Werkbank, den unerschrockenen Zigeunerkörper, die Halsstarrigkeit und die grimmige Entschlossenheit, eine Sache getan zu kriegen. Aber ich fürchte, daß ich auch die Schwächen meines Vaters geerbt habe – seinen Egoismus, seine Arroganz und sein heftiges Temperament.

*

Als ich am nächsten Morgen erwache, scheint die Sonne durch das Fenster gegenüber meinem Bett. Anders als gestern klettere ich nicht auf einen Berg, um das Licht zu erreichen. Ich liege unbehaglich und reglos da, spüre den scharfen Schmerz in Beinen, Armen und Rücken. Ich erinnere mich an Dinge, die gestern geschehen sind, vor allem an die Frau, die mich gefüttert hat, und ich frage mich, wie lange ich schon von flüssiger Nahrung lebe. Wie lange ich auch geschlafen haben mag, bevor ich die Krankenschwester fluchen hörte, ich weiß, daß ich lebe und daß dies mein zweiter Tag ist, den ich wieder auf der Welt bin.

Ich drehe den Kopf einen Zoll weit nach links, blicke zum Licht auf und begreife, daß ich im Koma gelegen haben muß. Als ich gestern erwachte, brauchte ich sehr lange, bevor ich die einzelnen Gegenstände im Raum wahrnehmen konnte, aber heute sehe ich einen blauen Himmel und eine halb heruntergelassene Jalousie vorm Fenster. Ich kann diese Dinge zuordnen, genauso wie ich das Schnarchen erkenne, das von der Frau in dem Bett gegenüber kommt. Ich versuche, mich daran zu erinnern, was mir zugestoßen ist. Wie lange habe ich im Koma gelegen, und wer hat mich hierhergebracht? Was ist passiert, daß ich so tief geschlafen habe?

Als ich den Kopf auf meinem Kissen drehe, um zu der schnarchenden Frau zu sehen, verwandelt das Licht sich plötzlich in Nebel. Meine erste Erinnerung an das, was geschehen ist, kommt klar und scharf zurück.

Da war Nebel um die Treppe herum, an jenem Abend, an dem

ich Judy ihre Flasche gab und wieder hinunterging, um den Abwasch fertig zu machen. Mein Kopf hämmerte immer noch, als ich in die Küche trat, um die Spülmaschine zu beladen. Es war ein Gefühl, als schlüge mir jemand mit einem Hammer auf den Schädel. Die Spülmaschine summte noch leise, also ging ich ins Wohnzimmer. George saß auf dem Sofa neben unserem neuen jungen Hund und sah fern.

Während meine Kopfschmerzen immer schlimmer wurden, bekam ich immer größere Angst. Schließlich sah ich nur noch verschwommen. Ich ging zum Kamin hinüber und stützte mich auf den Sims, um nicht das Gleichgewicht zu verlieren. Ich starrte die Ziegel und die Feuerscheite an, die noch darauf warteten, angezündet zu werden. Obwohl meine Scheidung von meinem ersten Mann, Jim, mehr als fünf Jahre zurücklag, machte mir unser Bruch immer noch zu schaffen. Ich fragte mich, ob ich für die Trennung verantwortlich war. Ich machte mir auch Sorgen wegen der Kinder, die George und ich adoptieren wollten. Ich hatte ihn davon überzeugt, daß wir genug Geld hatten, um die große Familie zu haben, von der ich immer geträumt hatte. Nach monatelangen Gesprächen und endlosem Papierkram war die Adoption beinahe perfekt. Die Wohlfahrtsbehörde hatte uns die Erlaubnis gegeben, zwei Kinder zu adoptieren, ein Mädchen und einen Jungen – die siebenjährige Joan und den vierjährigen Frank. Joan und Frank waren Geschwister, und ich war dankbar, sie beide aufnehmen zu können.

Die Beschäftigung mit diesen Dingen machte meine Kopfschmerzen nur noch schlimmer. Meine Gedanken kehrten zu Judys erstem Geburtstag vor einigen Monaten zurück und zu der Überlegung, daß wir nächstes Jahr den Kellerraum machen lassen wollten, damit Judy, die adoptierten Kinder und Georges Nichten und Neffen dort nach Herzenslust herumtoben konnten. Ich dachte an die Scherzartikel, die ich kaufen wollte, kleine Tröten und diese lauten Neujahrstrompeten. Dann sah ich plötzlich klar und deutlich das Gesicht meines früheren Liebhabers vor mir, den ich André nennen will, und hörte die Stimme meines ersten Mannes, der mich sexbesessen nannte.

Ich dachte, ich würde verrückt, und da mein Kopf immer schlimmer pochte, wußte ich, daß ich mir besser ein Aspirin von oben holen sollte. Ich erinnere mich noch, überlegt zu haben, daß ich das schon früher hätte tun sollen, aber ich war ja mit Judy beschäftigt gewesen. Eine furchtbare Angst befiel mich, als ich durch das Wohnzimmer ging und am Fuß der Treppe stehenblieb. Unfähig, mich zu bewegen oder zu sprechen, schien ich wie erstarrt zu sein. Ich stand, die Hand auf das Walnußholzgeländer gelegt, einfach nur da und spürte den weichen Teppich unter meinen nackten Füßen.

Danach ist alles verschwommen.

Ich bewege den Kopf und sehe gestärkte Kleider, weiße Nylonstrümpfe, ein Knie, einen Lichtstrahl auf dem Fußboden. Windeln, Urinbeutel und ein weißes Gewand bewegen sich durch mein Gesichtsfeld. Ein Thermometer klemmt zwischen knochigen Fingern, das Geländer eines Bettes wird sichtbar, und ich höre ein seltsames Gekicher. Eine Hand hebt sich, um das Fenster in meiner Nähe hochzuschieben, und zum ersten Mal strömt Luft herein. Ich möchte diese Hand zu mir hinziehen, sie zwischen meinen Brüsten wärmen, sie vor Dankbarkeit küssen. Aber ich habe nicht das Gefühl, überhaupt Lippen oder Brüste zu besitzen oder irgend etwas anderes als ein Gefühl des Schmerzes. Ich kann diese Hand nicht bitten, mir zu helfen, nach einem Telefonhörer zu greifen und meinen Mann anzurufen, damit er mich nach Hause holt. Genau wie gestern abend weigert meine Stimme sich, ganz gleich, wie sehr ich es versuche, die Frage zu stellen.

Ein weißes Kleid kommt näher, hebt mich hoch, lacht mit einem anderen weißen Kleid, das mit der Zunge schnalzt und sagt: »Das Gemüse muß gewickelt werden.« Mit einem jähen, entsetzlichen Wissen begreife ich, daß ich eine erwachsene Frau bin, die gleich erfahren wird, wie es ist, ein Baby zu sein. Ich stelle mir vor, ich wäre mein Vater und würde die Krankenschwestern anschreien. Ich spüre, wie mein Kiefer nach unten klappt, kann aber keinen Laut hervorbringen. Ich spüre, wie meine Hände sich fester auf meine Brust pressen, jede Faser meines Körpers zieht sich zusammen, und ich versuche alles, um jemanden zu schlagen. Aber kein Teil meines Körpers bewegt sich. Als ich schon glaube, alle Möglichkeiten erschöpft zu haben, reckt sich mein Hals, und ich stöhne. Diesmal höre ich mich. Obwohl der Laut nasal und gedämpft klingt, halten die Schwestern in ihrem Geplapper inne.

Die Schwester hinter mir kann ich nicht sehen, aber die, die vor mir steht, tritt in mein Gesichtsfeld, und eine Sekunde lang nehme ich ihr Gesicht wahr – ein freundliches, braunes Gesicht mit weißen Zähnen, rosafarbener Zunge, rotem Lippenstift. Sie hält in der Bewegung, mit der sie die Laken zurückziehen wollte, inne und starrt mich an. Was für ein Wunder, in die Augen eines anderen Menschen zu blicken! Was für ein Schock – Wangenknochen neben Augen, Augen unter einer hohen Stirn, die von schwarzem Haar gesäumt wird. Sie ist menschlich. Ihre Finger berühren mich. Ich bin ein menschliches Wesen, das zu schreien versucht: *»Scheiße, verdammter Mist – wag es nicht, mich auszulachen.«*

Das Gesicht mit dem roten Lippenstift sagt: »Oooh, sieht so aus, als wäre sie heute etwas reizbar.« Die Stimme, die hinter dieser ersten Stimme steht, kichert und sagt: »Ich gebe ihr sechs Monate – nein, drei.« Dann spüre ich, wie das Nachthemd über meine Brust geschoben wird, und einer der weißen, gestärkten Ärmel streicht über mein Gesicht. Eine Hand drückt auf mein Becken, und ich rieche Urin. Ich spüre, wie meine Gesichtsmuskeln sich straffen, als würden meine Wangenknochen länger. Meine Augen brennen, und ich beginne zu weinen. Keine der beiden Schwestern bemerkt es. Sie stecken eine neue Leinenwindel an mir fest und legen mich hin. Ohne ein Wort lassen sie mich allein, damit ich wieder aus meinem Fenster starre, in meine Wüste aus Himmel und Wolken, meinen Ozean, der so schwer zu vergessen ist.

ZWEITES KAPITEL

Da draußen

Wo wo da draußen?
Ich höre eine Stimme
Lachen und kichern
Vielleicht ist sie es
Wo wo da draußen?
Ich höre eine Stimme
Stöhnen, Weinen
Vielleicht ist sie es
Was ist da draußen?
Sonne und Tränen
Vielleicht Regen
Vielleicht die Sonne
Vielleicht sie
Was haben die Träume bedeutet?
Glück, vermute ich.
Doch eher meine Häßlichkeit.

DEN GANZEN VORMITTAG über höre ich zu, wie mein Atem durch den Schlauch in meiner Kehle ein- und ausströmt. Ich liege da und denke über diesen Schlauch nach, frage mich, wer ihn dort angebracht hat. Ich erinnere mich an die Kiemen des ersten Sägebarsches, den ich fing, als Vater mich und Joan einmal zum Angeln mit nach Far Rockaway nahm. Ich war die erste, die einen Fisch fing, und noch heute spüre ich die schwere Schnur, die ich mit waagerecht über das Wasser gehaltener Angelrute einholte, breitbeinig mit sicherem Stand, wie Vater es mir beigebracht hatte. Ich beförderte den Fisch auf das sandige Ufer, schob die Finger in seine Kiemen und legte den glitzernden, silbernen Körper auf einen Stein. Joan schnitt eine Grimasse, während ich das Messer seitlich hineinbohrte, um den Fisch der Länge nach aufzuschlitzen.

Am anderen Ende des Zimmers tropft Wasser in ein Waschbecken. Eine Glaswand trennt die Leute, die durch den Flur gehen, von mir, der in ihrer Geheimsprache lallenden Dame in dem Bett gegenüber und den lang hingestreckten Körpern in den anderen Betten. In unregelmäßigen Abständen ertönt auf dem Korridor eine Alarmglocke. Sie schrillt so lange weiter, bis eine Hand an der Wand neben meiner Tür nach oben greift. »Verdammte Patienten«, sagt eine Stimme, wenn die Glocke schließlich schweigt, »ich wünschte, sie blieben, wo sie sind. Jedesmal, wenn einer von ihnen in die Haupthalle fährt, geht diese elende Glocke los.«

Ich empfinde einen so gewaltigen Zorn, daß mein Körper erzittert. Ich möchte jeden töten, der in die Nähe meines Bettes kommt. Wenn niemand kommt, möchte ich mich selbst töten, um von dem Schmerz erlöst zu werden, der durch meine steifen Beine schießt. Ich versuche zu schreien, aber nur mein unterdrücktes Stöhnen durchbricht die Sekunden, die in dem Raum voller verbrauchter Luft so schwer wie das Verhängnis selbst vor sich hinticken.

Das Lallen der Frau gegenüber wird lauter. Ich bewege den Kopf auf dem Kissen und sehe, wie sie sich aufsetzt, mit offenem Mund. Sie hat keine Zähne mehr. Ich möchte sie schlagen, so fest, daß sie aus ihrem Bett fällt. Sie schüttelt den Kopf und reißt sich schweigend das blaue Nachthemd von den Schultern. Eine Krankenschwester kommt herein, sieht sie dabei und geht zur Tür. »Sie fängt schon wieder an«, ruft sie, so laut sie kann. »Irgend jemand muß herkommen und mir helfen, sie wieder zur Räson zu bringen!« Ich muß mich in einem Heim für geistesgestörte Patienten befinden, denke ich. Bin ich verrückt? Warum hat man mich hier untergebracht?

Krankenhaus? Gefängnis? Irrenanstalt? Wie lange habe ich geschlafen, und wo ist meine Tochter? Ich drehe mich um und sehe eine Krankenschwester, wie sie der Frau die Arme über den Kopf reißt, sie aufs Bett preßt und schreit: »Halt still. Beruhig dich einfach, ja!« Meine Arme drücken sich fester auf meine Brust. Mir wird klar, daß ich nicht einmal weiß, wie lange ich hier bin.

Ich versuche, mich daran zu erinnern, was ich tat, nachdem ich die Treppe hochgestiegen bin, um das Aspirin zu holen. Ich weiß noch, daß es Sommer war, weil Judy nicht gut mit der Hitze zurechtkam. Ich machte mir Sorgen um sie. Vielleicht hatte auch das Einfluß auf meine Kopfschmerzen gehabt. Jetzt erinnere ich mich langsam an Worte, so wie jemand, der lange fern seiner Heimat gelebt hat, sich bei seiner Rückkehr an die alte Sprache erinnert: M-I-L-C-H, F-L-A-S-C-H-E, B-A-B-Y, S-C-H-M-E-R-Z. Diese Worte wiederhole ich, während ich im Licht liege und zusehe, wie der Staub aufsteigt und sich niederläßt. Dann höre ich den Schrei eines Unbekannten, das Rascheln von gestärkter Kleidung im Korridor. Ich weiß nicht, was als nächstes in dieser Hölle geschehen wird, aber ich fühle mich, als wäre ich tief in einem Loch begraben, über das jeder hinwegtritt, ohne zu wissen, daß ich hier unten bin und atme.

Die Zeit vergeht. Die Frau gegenüber ist jetzt ruhig. Ein Kleid ohne Gesicht kommt ins Zimmer, um mich zu füttern. Ihr Kopf ist zu hoch, um in meinem Gesichtsfeld zu erscheinen. Das Kleid steht neben meinem Bett, und eine Hand erscheint. Es ist nicht dieselbe Hand wie am Abend zuvor, aber sie verrichtet dieselbe Aufgabe. Die Hand reißt einen weiteren silbernen Kanister auf. Der durchsichtige Schlauch füllt sich mit beigefarbener Flüssigkeit. Das Kleid berührt mich nicht, außer um meinen Kopf in die Richtung der Füttermaschine zu drehen, die abermals neben mir zu dröhnen beginnt. Hände und Körperteile von Menschen bewegen sich in mein Gesichtsfeld und wieder hinaus, aber ich kann sie nicht zusammenfügen. Immer wieder buchstabiere ich in Gedanken das Wort T-O-D und denke, daß ich nicht mehr leben will, wenn ich nicht Arme und Beine bewegen kann, wenn ich nicht sprechen kann, wenn ich nicht nach Hause gehen kann.

Nachdem die Maschine dem Schlauch, der in meine Nase führt, das Abendessen zugeteilt hat, kommt eine neue Krankenschwester ins Zimmer und streicht mit dem Arm über mein Gesicht. Ich sehe rosafarbene Rosen auf ihrem Ärmel. Als der Arm in dem Ärmel mich nach vorn zieht, um mein Nachthemd hochzuheben, rieche ich die rosa Rosen, die meine Mutter früher in unserem Garten auf der John Street zog.

*

Meine Mutter, Mary Augustine, liebte rosa Rosen. Sie pflegte diese Blumen, als seien es Kinder; mit ihren starken Händen hob sie ein Loch in der Erde für sie aus, damit sie darin Wurzeln schlagen konnten. Ich erinnere mich, wie meine Mutter im Frühling, die Hände voller feuchter Erde, vor ihren Blumen kniete und einen Eimer Wasser über die dornigen Stöcke goß. Mit ihrem Pflanzenheber grub sie die Erde um, beschmutzte ihr Hauskleid und bewegte sich von Pflanze zu Pflanze, als wäre nichts so wichtig, als diese Blumen zum Blühen zu bringen.

Mom, die halb Polin, halb Deutsche war, war 1901 in Krakau zur Welt gekommen. Meine Mutter hatte nie eine richtige Ausbildung erhalten. Sie emigrierte 1920 nach Scranton in Pennsylvania und arbeitete bis 1933 als Hausmädchen. Dann lernte sie meinen Vater kennen und heiratete ihn. Nach meiner Geburt 1935 brachte meine Mutter meine drei Geschwister zur Welt: Joan 1937, Midge 1940 und Joey 1943. Als Joey laufen lernte, wagte unsere Mutter nicht mehr, mit uns über ihre deutschen Vorfahren zu sprechen, aus Angst, daß wir wegen der antideutschen Stimmung in der Schule schlecht behandelt wurden. Mutter wurde immer verschlossener, noch schweigsamer, als es ihrer ohnehin wortkargen Natur entsprach.

Für die Menschen in Inwood war meine Mutter eine schöne polnische Einwanderin mit dunklem Haar und blaugrauen Augen, die gebrochen Englisch sprach und mit einem Fünfdollarschein länger auskommen konnte als jede andere im Land. Sie lächelte selten und schien sich in Gesellschaft anderer Menschen oft unbehaglich zu fühlen. Sie verschränkte dann die Arme nervös hinterm Rücken, blickte auf den Boden, ließ die Schultern sinken und zappelte herum, bis sie sich schließlich abwandte, um aus einem Fenster zu sehen oder sich eine widerspenstige Haarsträhne aus dem Gesicht zu streichen. Selbst an Festtagen war ihr Gesicht starr, ihre Lippen fest geschlossen, und sie biß die Zähne aufeinander, als hätte sie Härten solchen Ausmaßes durchlebt, daß sie fest entschlossen war, niemals ein Wort darüber zu verlieren.

Auch wenn Blumen meine Mutter glücklich machten, offenbarte ihr Gesicht eine tiefe, bittere Traurigkeit. Ein Großteil ihres Schmerzes rührte von den Trinkgelagen meines Vaters. Wenn er seine Einkünfte für Frauen und Alkohol ausgab, mußte meine Mutter all ihren Einfallsreichtum aufbieten, um über die Runden zu kommen. Und sie schaffte es auch, denn sie besaß das große Talent, auch auf Secondhand-Märkten und bei Ramschverkäufen noch schöne Sachen zu ergattern. Sie schaffte es, uns drei Mädchen für jeweils einen Dollar einzukleiden – einschließlich der Schuhe, Strümpfe und manchmal sogar Hüte.

Wir brachten die Sachen nach Hause und ließen uns von Mom zeigen, wie die Stoffe richtig gewaschen, jede Falte herausgebügelt und der Rock oder die Bluse genau passend zurechtgemacht wurde. Sie stellte uns dann vor einen Spiegel und belehrte uns, daß Knöpfe und Reißverschlüsse eine vollkommen gerade Linie bilden mußten, sie zeigte uns, wie wir mit Farben spielen konnten, indem wir Purpur, Rot und helles Mintgrün miteinander kombinierten. Joanie, Midge und ich hielten abwechselnd Kleider vor uns hin und ließen Mom unsere Kleidung für jeden Tag der Woche farblich aufeinander abstimmen. Niemand dachte mehr daran, daß es sich um gebrauchte Dinge handelte.

Mom verwandte auch viel Zeit auf unser Haar. Sie wickelte es selbst oder brachte uns bei, wie wir es flechten mußten. Sie zeigte uns sogar, wie man Lippenstift auftrug und drückte uns dann vorsichtig ein Papiertaschentuch auf den Mund, um ihn wieder wegzuwischen. Einmal, als ich sie fragte, ob ich ein wenig Parfüm ausprobieren dürfe, sagte sie: »Nein, Julie, das gebraucht nur eine *putta* (ein Wort, das sie bei den Italienern aufgeschnappt hatte und das »Hure« bedeutete). Sobald du Parfüm benutzt, werden die Jungen allzu vertraulich mit ihren Händen.«

Bevor die Augen meiner Mutter wegen ihrer Anämie so schwach wurden, ging sie Freitag abends ins Gem Theater, wo B-Filme gezeigt und dazu eine kostenlose Mahlzeit gereicht wurde. Wenn Mom mich bat, zu Hause zu bleiben, um auf meine Schwestern und schon bald auch auf meinen kleinen Bruder aufzupassen, wußte ich, daß sie ausging, um sich kostenlos satt zu essen.

Wir Kinder entwickelten auf unsere Weise ebenfalls großen Einfallsreichtum. Joanie und ich waren Weltklasse im Anschleichen. Und Mutter nahm an jeder Verschwörung Anteil, die wir uns ausdachten. Ich erinnere mich besonders an einen Tag, an dem wir gern Süßigkeiten wollten. Wir warteten, bis Vater betrunken einschlief, und losten dann aus, wer auf allen vieren in sein Zimmer kriechen sollte. Joanie verlor. Während Dad schlief, schob sie sich Millimeter um Millimeter an die Stelle heran, an der er seine Hose ausgezogen hatte. Sie wußte genau, in welcher Tasche er sein Geld aufbewahrte. Also stahl sie das Kleingeld und gab es Mom, die davon Brot und Milch kaufte. Für unsere Mühe gab Mom uns drei Cent. Wir sprangen zu Coco hinunter, dem Drugstore unseres Viertels, und kauften uns Lakritzstäbchen und Mary Janes.

Ich hatte nicht soviel Glück. Einmal, nachdem ich den kürzeren Strohhalm gezogen hatte und durch das Zimmer kriechen mußte, warf ich eine Lampe um. Dad wachte auf, sah mich mit seiner Hose und begriff sofort, was wir ausgeheckt hatten. Er stellte fest, daß etwas von seinem Kleingeld fehlte, und gab mir eine solche Tracht Prügel, daß ich zwei Tage lang nicht sitzen konnte. Von da an übernahm Joan die Raubzüge.

Mutters größte Verbündete in ihrem Kampf mit meinem Vater war Grandma Horwat, die wir »Nana« nannten. Noch mit über sechzig kam sie ein- oder zweimal im Monat von Uniontown in Pennsylvania zu uns nach Inwood herüber. Ich war immer erleichtert, wenn sie erschien, denn ich wußte, nun würden die Streitigkeiten zwischen meinen Eltern für eine Zeitlang aufhören, weil Nana Dad auf seinen Platz verwies. Und es würde auch keine Prügel mehr geben. So seltsam es mir heute erscheint – diese alte Frau, deren weißes Haar sich in zwei langen, geflochtenen Zöpfen auf ihrem Kopf türmte, hatte die Macht, meinen Vater zu bändigen.

Nana war von untersetztem Körperbau und trug leuchtend bunte Hauskleider und schwarze Schuhe, die Joanie und ich »Omaschuhe« nannten. Ihre Hände waren runzlig von endlosem Geschirrspülen und Wäschewaschen und von vierzehn Kindern, deren Windeln sie gewechselt hatte. Was mir von Nana am lebhaftesten in Erinnerung geblieben ist, sind ihre Augen. Es waren die schönsten Augen, die ich je gesehen hatte – purpurn, grünlich, graublau. Wenn sie mich in den Arm nahm, mich auf die Stirn küßte und versuchte, mir in der Küche meiner Mutter das Vaterunser beizubringen, blickte ich in diese Augen und dachte, daß sie mir alles vermittelten, was ich wissen mußte.

Als Achtjährige glaubte ich an Wiedergeburt. Als ich Nana von meiner Überzeugung erzählte, verzog sie das Gesicht und sah mich mit diesen bemerkenswerten Augen an und sagte: »Donnerwetter, Julie. Wer hat dir nur diese verrückten Gedanken in den Kopf gesetzt? Du darfst nie vergessen, sonntags in die Kirche zu gehen.« Ohne mich jemals zu fragen, warum ich früher geglaubt hatte, Nana zu kennen, lächelte ich nur und ließ mich von ihr umarmen.

Ich erinnere mich lebhaft an einen Tag, an dem Dad uns geschlagen und Mom anschließend Nana angerufen hatte. Noch am selben Nachmittag traf Nana bei uns ein, marschierte in unser Haus, wechselte einige Worte mit Mom und ging dann direkt in Dads Werkstatt. Ich stand am Fenster im oberen Stock und sah etwas absolut Unglaubliches: Eine weißhaarige Frau schrie meinen verwegenen Vater an, ballte die Fäuste und ging auf ihn los, bis ihre Zöpfe sich lösten und ihr auf die Schultern fielen. Ich kann sie immer noch schreien hören: »Wenn du Kinder jemals wieder schlägst, lege ich dir diesen Gürtel um den Hals und hänge dich am Dachbalken auf!« Das wirkte: Von da an schlug Dad uns nicht mehr.

Sobald Nana fort war, begannen meine Eltern wieder zu streiten. Wenn ich ihren Auseinandersetzungen entrinnen wollte, ging ich in den Garten, von wo aus ich die Straße im Auge behalten und Mutters Rosen riechen konnte. Sie wuchsen in solchem Überfluß, daß sie sich an der Wand unseres Hauses hochschoben, bis übers Dach reichten und sich in einer Woge rosafarbener Pracht über die Fenster und Spaliere unserer Hausfront ergossen.

Einmal, als ich draußen im Garten war, hörte ich, wie Vater Mutter anschrie. Der Zorn in seiner Stimme ging mir durch und durch. Aber etwas in mir rebellierte auch gegen ihre Verbitterung. Ich hatte gerade die Nase in eine Blume gesteckt, als Dad wutentbrannt aus dem Haus stürmte, die Verandastufen hinuntersprang und mich an den Schultern packte. »Komm mit mir, Julie. Wir werden deiner Mutter mal was zeigen.« Er ging mit mir nach hinten, zu seinem Schrottlager übereinandergetürmter, metallischer Autoteile und weiter in seine Werkstatt. Dort nahm er von einem der oberen Regale einen Kasten mit Lauge und befahl mir, ihn mit hinauszunehmen. Er selbst folgte mir mit einem Eimer Kerosin und ging dann voran in den Garten. Mit vor Zorn gerötetem Gesicht rührte er schweigend Kerosin in die Lauge und wies mich an, das Gemisch über die Rosen meiner Mutter zu schütten. Ich war froh, als ich zusah, wie die gesunden Blätter, die zum Leben erwachenden Knospen, die vollen Blüten dieses Gift aufnahmen. Wenige Tage später lagen diese schönen Blumen in sich zusammengesunken, verwittert und tot auf dem Rasen vor dem Haus.

*

Die Krankenschwester mit den rosa Rosen auf dem Ärmel singt, während sie meine Windel entfernt. Sie hebt mich an, zieht das blaue Nachthemd hoch und legt mich mit dem Gesicht nach oben wieder zurück auf die Matratze. Ich betrachte weiter die verblichenen Rosen an ihrem Ärmel und denke, daß irgendwo da unten meine Mutter ist. Ich hebe den Blick und sehe einen Teil ihres Gesichtes, als sie die Windel zwischen meinen Beinen wegzieht. Sie spricht nicht mit mir, und sie sieht auch nicht in mein Gesicht, um festzustellen, daß ich lebe, und plötzlich wird mir klar, daß mein Zustand sich nicht bessern wird. Daß es nur noch schlimmer kommen muß. Die Krankenschwester, die da leise und mit honigschwerer Stimme von einem »day dream believer« und einer »homecoming queen« singt, wartet darauf, daß ich sterbe.

Sie hört auf zu singen und ruft eine andere Krankenschwester ins Zimmer. »Jetzt zeigen wir Ihnen das Duschen«, sagt sie. »Regel 1: Lassen Sie sich von keiner von denen sagen, wie sie es gemacht haben will. Sie sind der Boß, und daß Sie das ja nicht vergessen. Die da hat kein Gehirn. Kann nichts tun als weinen, also kümmern Sie sich nicht weiter um sie.«

Zu zweit lösen sie meine Windel und öffnen mein Krankenhausnachthemd – himmelblaue Baumwolle, vier Nummern zu groß. Ich denke an die vielen Stunden, die ich gewaschen und gebügelt, genäht und geflickt habe, nur um mich für die Jungen so schön wie möglich zu machen. Ein Paar Hände, das meine Knöpfe öffnet, hat perlmuttfarben lackierte Fingernägel. Das war meine Lieblingsfarbe, wenn ich früher auf der Veranda saß und meine Fingernägel lackierte, bis sie nur so blitzten.

Die Krankenschwester mit den lackierten Nägeln verläßt das Zimmer und fährt, als sie zurückkehrt, ein merkwürdiges Ding hinter sich her. Es sieht aus wie eine ockergelbe Tür, die man aus den Angeln gehoben und flach hingelegt hat, etwa fünfzehn bis zwanzig Zentimeter über dem Boden. Die Krankenschwester schiebt das Ding übers Linoleum, daher müssen wohl Räder darunter sein. Das Seltsamste von allem ist das metallene Abflußrohr an einem Ende.

Als sie es zu mir rüberschiebt und auf der rechten Seite meines Bettes stehenbleibt, rollt die andere Schwester einen Apparat ins Zimmer, der wie ein kleiner Kran aussieht, und sagt: »Den Hoyer-Lift* kennen Sie doch, nicht wahr?« Die Schwester mit den lackierten Fingernägeln nickt.

»Gut«, sagt die erste Schwester und rollt das kranartige Ding auf mich zu. Ich sehe, daß parallel zum Boden zwei verchromte Holme daran angebracht sind und oben eine Kurbel, die dazu dient, einen dritten Holm zu heben und wieder zu senken, an dem vier Ketten angebracht sind. Die Schwestern lösen ein mit Ösen versehenes Segeltuch, das mit s-förmigen Metallhaken an den Enden der Ketten eingehängt ist. Sie sagen mir nicht, was sie tun

* Ein Patientenlift des Herstellers Hoyer.

werden, aber ich komme zu dem Schluß, daß sie mich aus dem Bett heben und auf diese seltsame gelbe Bahre legen wollen. Eine Schwester beugt mich auf dem Bett so weit nach vorn, wie mein unnachgiebiger Rücken es zuläßt, während die andere das Segeltuch unter meine Schultern zieht. Es fühlt sich an, als wollten sie mich zusammenkrümmen, bis mein Rücken aufreißt. Dann drükken sie mich wieder zurück; die Leinwand befindet sich immer noch hinter mir, und nun liege ich flach auf dem Bett. Die Hände der beiden Frauen befestigen die verchromten Haken an den Ösen der Segeltuchplane. Aus ozeanischen Tiefen steigt eine Woge der Angst in mir auf. *Was sie auch tun, sie können mich nicht töten. Es wird vorbeigehen. Was sie auch tun, wird vorbeigehen.*

Eine der Schwestern bedient eine Kurbel an der Seite der Bahre, und die flache Oberfläche hebt sich, bis sie auf gleicher Höhe mit meinem Bett ist. Ohne Erklärung oder Vorwarnung werde ich in die Luft gehoben und auf die Bahre befördert, wo man mich mit dem Gesicht nach oben hinlegt. Als sie meine Füße in der Nähe des Abflußrohres zurechtlegen, ziehen ihre Hände an meinen Beinen und verdrehen meine Arme, so daß mir scharfe, krampfartige Schmerzen durch das ganze linke Bein jagen. Ich versuche, mit schnellen Bewegungen meiner Augen und langsamen Drehungen meines Kopfes zu signalisieren, wie weh es tut, wenn sie mich berühren. Sie scheinen es nicht zu bemerken. Ich spüre ein leises Geräusch in meiner Kehle aufsteigen und höre ein lauteres Stöhnen aus meinem Mund quellen.

Die Schwestern halten inne. Ich öffne den Mund, um zu schreien, aber es kommt kein Laut. Die mit den Rosen blickt auf mich hinab. »Es wird immer schlimmer, was für Leute sie hierherschaffen«, meint sie achselzuckend. »Man kann nicht mal mehr sagen, ob das Menschen sind oder nicht, finden Sie nicht auch?«

Einen Augenblick später werde ich aus dem Zimmer gerollt. Zum ersten Mal sehe ich den Korridor. Ich kann jedoch nicht viel erkennen, weil ich flach auf der Bahre liege. Vor allem nehme ich die eisfarbenen Leuchtstoffröhren wahr und die Beine der Krankenschwestern, die sich vor und neben mir bewegen. Ein Paar Hosen geht vorbei, und ich möchte das Gesicht der Person sehen, aber der Mann bewegt sich zu schnell. Außer dem Arzt, der mich gestern unbeachtet gelassen hat, ist dies der erste Mann, den ich gesehen habe, seit ich aus dem Koma erwacht bin. Vielleicht bin ich in einem Krankenhaus für Frauen, denke ich, und krümme mich innerlich bei der Vorstellung.

Ich höre aufmerksam zu, während die Schwestern sich unterhalten, und hoffe, daß sie den Namen eines Krankenhauses erwähnen, eine Straße, eine Stadt, ein Jahr. Ich versuche, nach einem Schild Ausschau zu halten, nach irgend etwas, das mir einen Hinweis auf den Namen des Krankenhauses gibt. Ich weiß, daß ich mich wahrscheinlich entweder in Queens oder in Manhattan befinde, und aus dem Ernst meines Zustandes schließe ich, daß es sich wohl um eine der besten medizinischen Einrichtungen im Lande handeln muß. Aber ich weiß nichts mit Bestimmtheit.

Am Ende des Korridors schieben die Schwestern mich in einen Raum, den ich noch nie zuvor gesehen habe. Feuchtigkeit schwängert die Luft, und als ein Paar Hände in Gummihandschuhe schlüpft, rieche ich Ammoniak. Eine Dusche wird angestellt. Die Handschuhe streifen mir das Nachthemd ab, und eine Wand aus Wasser schießt mir ins Gesicht, in die Augen, in die Nase, auf die Brust. Eine Sekunde lang kann ich nicht atmen. Ich versuche vergebens zu schreien.

Mein Hals wird von einem Wasserstrahl getroffen, und etwas davon fließt in die Röhre in meiner Kehle. Ich fühle mich, als würde ich ertrinken, wie damals, als Vater mich das erste Mal am Strand von Far Rockaway ins Wasser stieß und ich Salzwasser in Hals und in Nase bekam. Ich dachte, das Wasser würde meine Lungen füllen, und ich würde untergehen. Dann stellte ich fest, daß ich Arme und Beine bewegen und zu meinem Vater aufsteigen konnte, der auf mich herabblickte, mir die Hand hinstreckte, um mich zu retten.

Aber in der Dusche kann ich mich weder bewegen noch sprechen. Ich höre die Stimmen der Schwestern, die sich über das Geräusch des Wassers erheben, das auf die Plastikbahre klatscht, auf meine Haut und auf die seegrünen Kacheln um mich herum. Die Schwester, die gesungen hatte, schreit auf, als sie einen Waschlappen aufhebt.

»Eins hab ich vergessen, Ihnen zu sagen. Sie müssen immer daran denken, den Luftröhrenschlauch mit einem gefalteten Lappen abzudecken. Wir wollen doch nicht, daß sie uns ertrinkt, Gott behüte!«

Sie legt den Lappen über die Röhre, und ich spüre, daß ich jetzt nur noch durch Mund und Nase atmen kann.

»So, drehen wir sie auf die Seite und spritzen ihr rasch auch noch den häßlichen Hintern ab.«

Ich spüre, wie mein Körper herumgerollt wird, als wäre er ein Stück Brotteig. Eine Schwester hält meine Füße fest, während die andere gegen meinen Rücken drückt. Sie bringen mich in eine halbsitzende Position, und gerade als sie mich umdrehen wollen, sehe ich aus den Augenwinkeln meine linke Hand. Mir fallen meine Finger auf. Zuerst kann ich mich nur darauf konzentrieren, wie dünn die Finger sind und wie fest sie sich in das Fleisch meiner Hand bohren. Dann bemerke ich, daß etwas fehlt: mein Ehering. Kein goldener Ring, nur marmorweiße Haut, die sich straff über die Knochen zieht.

Ich bin verwirrt und wütend über das Fehlen meines Eherings. Mein erster Gedanke ist, daß George ins Krankenhaus gekommen sein muß, während ich noch im Koma lag, und mir, da er mich zu einem verzerrten und alles andere als begehrenswerten Etwas verknotet vorfand, den Ring einfach abgestreift und ihn mitgenommen hat. Dann denke ich, daß ihn möglicherweise einer der Ärzte abgenommen haben könnte, ein Routineverfahren, bevor meine Hand sich zu einer festen Faust zusammenkrampfte. Auf welche Weise er auch verschwunden sein mochte, der Verlust meines Rings ist symbolisch für die Abwesenheit meines Mannes.

Die Frauen rollen mich an der Schulter zur Seite, bis ich das Gefühl habe, daß ich ertrinke, ohne daß jemand einen Finger krumm machen wird, um mich zu retten. Das ist der Augenblick, in dem ich einen stillen Ort tief unten in meinem Bewußtsein finde, wohin meine Gedanken herabsinken können, wo ich Trost darin finden kann, Farben vor mir dahingleiten zu sehen. Ich schwebe jetzt an diesem warmen Ort, schwimme hier an einem Grashalm vorbei, dort an einem Lichtstrahl, bewege mich auf einen flinken roten Fisch zu und auf einen grünen Nebel, der das Blau filtert, den Strahl einfallenden Lichts. Farben blitzen auf wie ein Juwelenarmband am Handgelenk meiner Mutter, und ich sehe zu, wie die Juwelen blinken – ein Smaragd, ein Rubin, ein Amethyst –, jedes Juwel ein Gedanke frei von Schmerz, ein Fenster in einem U-Boot auf dem Grund des Ozeans. Solchermaßen geschützt treibe ich weiter und blicke zu meinem Rubin auf, zu meinem Diamanten, meinem Saphir, meinem Tunnel aus Licht, bis die Krankenschwester das Wasser abdreht und Stille einkehrt.

Ich kann wieder atmen. Die Schwestern trocknen mich mit einem Handtuch ab, das mir so rauh wie Sandpapier erscheint. Das Nachthemd wird mir wieder übergestreift. Ich spüre Schmerz, wo auch immer ihre Hände mich berühren. Plötzlich wird mir klar, daß meine Haut sich irgendwie verändert hat, irgendwie empfindlicher geworden ist und mich die leiseste Berührung schmerzhaft empfinden läßt. Ich werde in mein Zimmer zurückgeschoben und wie ein Sack nassen Sandes gegen einen Körper gelehnt, einen Körper mit einer Stimme, die dem anderen Körper mit einer Stimme erklärt: »Ziehen Sie ihr Bein nach vorn, und schieben Sie ihren Arm in dieses Loch, ja?« Ich frage mich, wo meine Kleider sind.

Zehn Finger knöpfen mein Nachthemd zu, dann wird die braune Segeltuchtrage wieder hinter meinen Rücken gelegt. In diesem Ding, das sie Hoyer-Lift nennen, werde ich in die Luft gehoben wie ein Frosch im Maul eines Storchs. Ich kann deutlich aus dem Fenster bis auf den Boden sehen: Bäume, ein Parkplatz, einige Schornsteine auf der anderen Seite eines Flusses. Ich muß mich im vierten oder fünften Stock befinden, denke ich.

Vier oder fünf Stockwerke sind genauso hoch wie zwanzig, wenn man sich keinen Zentimeter bewegen kann. Trotzdem, der Anblick der Autos für einige Sekunden schenkt mir einen Augenblick Linderung von meinem Schmerz. Wie klein sie auch von hier aus aussehen, ich bin aufgeregt und verspüre eine jähe Hoffnung, nur weil ich diese kleine Information erhalten habe. Als ich im Bett lande und die Autos nicht mehr sehen kann, erinnere ich mich an einen Tag – ich war neun Jahre alt –, an dem Dad und Mom mich zum Parkplatz beim Cedarhurst Stadium mitnahmen, um mir das Fahren beizubringen. Eine Hand überm Lenkrad, saß Dad neben mir, und ich fühlte mich wie ein Filmstar. Auf der Rückbank saß Mom mit besorgter Miene und schob sich näher an die Tür heran. Dann sagte sie: »Paß auf diesen Graben auf, Julie!« Als Dad meinte, ich solle anhalten, und mir Komplimente zu meiner ersten Fahrt machte, hatte ich bereits beschlossen, eine Spritztour mit seinem Motorrad zu machen.

Es war das Motorrad, das Mom und Dad 1933 nach New York gebracht hatte, und das sollten wir nie vergessen. Dad hielt es unter Schloß und Riegel und nahm es nur zu zwei Gründen heraus: um seinen Johnny Walker Red Label zu kaufen und um zu dem Laden für Fahrzeugteile zu fahren, wo er seine Vorräte kaufte. Das Motorrad war sein kostbarster Besitz, wie jeder in unserer Gegend wußte.

Ich weiß nicht, warum er an diesem Tag den Schlüssel in der Zündung ließ, aber ich witterte meine Chance, ergriff sie beim Schopf, drehte den Schlüssel und fuhr, getragen auf den Schwingen eines Wunders, auf die John Street hinaus. Damals wußte ich noch nicht, was Ärger war, und ich gab keinen roten Heller auf die Zukunft. Ich fuhr um den Block und hatte keinerlei Furcht vor dem Unbekannten. Ich kam an den frechen Kindern an der Ecke vorbei und hörte einen der Deluca-Jungen schreien: »Spiel mit deiner Puppe und überlaß das Fahren uns, Kleine!«

Danach fuhr ich die Mott Avenue hinunter und kehrte schließlich nach Hause zurück. Sobald Dad mich erblickte, rannte er auf das Motorrad zu. Ich sah Feuer in seinen Augen. Als ich den Motor abstellte, bekam ich es mit der Angst. Das Motorrad rutschte unter mir weg. Dad riß es in die Höhe und verhinderte, daß es mich unter sich begrub, daher kam ich mit einigen Schnitten im Gesicht, einem Kratzer an der linken Hälfte meines Körpers und einem ausgesprochen bösartigen Fluch von meinem Vater davon.

»Dafür sollte ich dir den Hals umdrehen, Julie. Dieses Ding könnte auf dich drauffallen und dir das Rückgrat brechen. Geh und zeig deiner Mutter, was du getan hast!«

Ich lief die Vordertreppe hinauf, wo Joanie nach meiner Hand griff und mich zum Spiegel führte. Ich starrte die Kratzer und das Blut auf meinem Gesicht an.

Das bin ich, das ist mein wirkliches Ich, dachte ich.

Vielleicht war ich als schönes Mädchen eingeschlafen und als alte Frau erwacht, eine alte Frau ohne Heimat oder irgend etwas anderes, an das sie sich halten konnte, nur mit Erinnerungen, die kommen und gehen wie Fliegen in einem Zimmer. Wenn mich jemand vor den Spiegel an der Wand gegenüber meinem Bett heben würde, damit ich mich ansehen könnte, würde ich dann das runzelige Gesicht und das weiße Haar einer achtzigjährigen Frau erblicken? Die Knochen verkrümmt wie im letzten Stadium akuter Arthritis und die Haut, die meinen in sich zusammengefallenen Körper enthielt, eingefallen und verschrumpelt? Würden nur meine Augen Zeugen meines wahren Alters sein?

Als ich ins Bett hinuntergelassen werde, wird mir klar, daß ich nicht weiß, wie alt ich jetzt bin. Zum Trost stelle ich mir Joanies Hand vor, die die meine hält. Ich höre die Krankenschwester, die die Befehle gab, sagen: »Gut, daß das vorbei ist. Sie ist die Schlimmste. Sobald Sie ihre Dusche hinter sich haben, ist der Rest des Tages ein Kinderspiel.«

Nachdem sie fort sind, liege ich im Bett und versuche mich zu erinnern, was geschah, nachdem ich am Fuß der Treppe stand und hinaufgehen wollte, um mir das Aspirin zu holen. Ich erinnere mich, daß mein ganzer Körper so angespannt war, daß er jede noch so kleine Regung wahrnahm. Immer wieder hörte ich die Stimme meines ersten Mannes, der mich sexbesessen nannte, und ich sah das Gesicht meines ehemaligen Geliebten in der Nähe der Decke, als beobachte er mich. »Jim irrt sich«, sagte ich laut. »Ich bin nicht sexbesessen.« Der Klang meiner Stimme erschreckte mich, und Andrés Gesicht verschwand im Stuck.

»Komm her, Schatz«, rief George aus dem Wohnzimmer. »Du mußt dir unbedingt diese Neuen bei den Mets ansehen.«

Gott sei Dank ist Judy endlich ruhig, dachte ich.

Ich setzte den Fuß auf die erste Treppenstufe. Alles schien so unwirklich, als befände ich mich unter Wasser und betrachtete die Welt, die an mir vorbeitrieb. Ich muß zwei Aspirin nehmen, dachte ich, vielleicht drei. Wieder spürte ich das Geländer glatt wie Marmor in meiner Hand. Goldfarbiger Staub hing in der Luft. Ich stolperte auf einer Treppenstufe und hielt mich am Geländer fest. Die Wände kamen mir entgegen wie in Eis geschnitzte Tiere. Die Stimmen, die ich gehört hatte, wurden abermals zu Gesichtern, zu einer ganzen Wand von Gesichtern, die mich umgab, mich umzingelte, so wie ein Rudel Wölfe sich um seine Beute schließt. Ich dachte an George.

Ich murmelte seinen Namen, und das Bild, das ich vor mir sah, barst. Ich sah alles doppelt. Ich verspürte ein starkes Hämmern in der Brust und dachte, ich hätte einen Herzanfall. Mein Körper fühlte sich leicht an, als würde ich zur Decke hinaufschweben und dann weiter in den dunkler werdenden Himmel hinein. Alles begann sich zu drehen. Ich umklammerte das Geländer und stieg die letzten Stufen hinauf. Plötzlich konnte ich nicht mehr erkennen, was vor mir lag.

Ich schloß die Augen und zog mich bis zum Treppenabsatz hinauf. Dann wandte ich mich nach links und tastete nach der Wand. Ich brauche das Aspirin – ich werde ein paar Tabletten nehmen und mich dann hinlegen, war alles, was ich denken konnte. In diesem Augenblick fing Judy abermals an zu schreien. Ich erstarrte, da ich nicht wußte, ob ich nach ihr sehen sollte, bevor ich das Aspirin nahm. Ich beschloß, mich bis zum Badezimmer weiterzutasten. Ich machte zwei Schritte auf die Tür zu, dann gaben meine Knie nach. Ich sah Gold um mich herum glitzern und spürte, wie ein dorniger Sonnenball in mein Gehirn eintrat. Dann fühlte ich den Teppich auf meinem Gesicht und Hundefell an meinem Hals, eine Pfote auf meiner Wange. Ich hörte Judy weinen und sah ein Tuch aus grauem Licht, das die goldene Luft filterte. Kurz bevor alles dunkel wurde, dachte ich, Kind, hör doch auf zu weinen.

*

Ich wußte nicht, was Lähmung ist, bis ich nichts mehr bewegen konnte als meine Augen. Ich wußte nicht, was Einsamkeit ist, bis ich, Schmerzen von Kopf bis zu den Füßen, die ganze Nacht in der Dunkelheit warten mußte und vergeblich auf jemanden hoffte, der mit einer Träne des Trostes zu mir kam. Ich wußte nicht, was Schweigen ist, bis das einzige Geräusch, das ich hervorbringen konnte, das Pfeifen meines Atems durch das Loch war, das man in meine Kehle gebohrt hatte.

Seit meine Erinnerung an jenen Abend, an dem ich ohnmächtig wurde, zurückgekehrt ist, habe ich im Bett gelegen und wieder und wieder die Einzelheiten durchgespielt, stundenlang, monatelang, jahrelang. Nachdem ich aus dem Koma erwacht war, wußte ich nicht, wieviel Zeit seit meinem Sturz auf dem Treppenabsatz verstrichen war. Viele Jahre lang wußte ich nicht, was geschehen war oder wo ich mich befand. Ich wußte nicht, wann George mich gefunden hatte oder ob er sich gut um Judy kümmerte. Ich wußte nicht, wie lange ich leben konnte, ohne zu wissen, wo ich war oder wer die fremden Menschen waren, die mich fütterten, meine Windeln wechselten und über mich sprachen, als sei ich nicht da.

Niemand weiß, wie dunkel die Nacht ist, bis er nicht einmal mehr in der Lage ist, etwas ins Dunkel zu sprechen.

DRITTES KAPITEL

Halleluja, eine Ehe

Die Tür zu deinem Herzen stand offen
Die Tür zu meinem Herzen! stand offen
Wir gingen hinein und
XXX
Wir schlossen die Tür.
Es war dunkel, und du wolltest mich!
Ich sprach mit Mom und Pop
Halleluja, eine Werbung.
Als der Sabbat kam
Standen zwei! Herzen vor einem Priester
Wir legten die Gelübde ab
Machten zwei Herzen zu einem
Der Priester verschloß die Türen
Nahm einen Schlüssel aus seiner Tasche
Zog eine Rakete heraus
Schrieb die beiden Namen auf die Rakete
Gab noch den Schlüssel für den Himmel hinein
Halleluja, eine Ehe.

ES IST DER DRITTE TAG, nachdem ich aus dem Koma erwacht bin. Als sie meine Windel wechseln und mich anziehen, höre ich eine der Schwestern sagen: »Die da kriegt heute Besuch. Eltern, glaube ich.«

Die andere sagt: »So eine Scheiße, dann müssen wir sie saubermachen und zum Aufwischen Lennox holen.«

Mein Herz setzte einen Schlag aus. Ich stellte mir vor, wie Mutter mit Rosen hereinkam, wie Vater mich auf die Wange küßte und mir sagte, daß alles wieder gut werden würde. Wie soll ich ihnen sagen, daß ich wach bin? Wie soll ich sie dazu bringen, zu verstehen, daß ich alles wahrnehme, was um mich herum geschieht? Wie soll ich ihnen klarmachen, daß ich weiß, daß mir etwas Furchtbares passiert ist, aber nicht was?

Ich starre die Decke und das Fenster an, das jetzt grau von Wolken ist, und denke: *Vielleicht regnet es, aber ich werde ihre Schritte und ihre Stimmen erkennen. Mutter wird mich in den Arm nehmen und mir sagen, wie sehr sie mich vermissen, und ich werde ihnen sagen…* Ich werde ihnen *gar nichts* sagen. Aber vielleicht konnte ich den Veränderungen in ihrem Äußeren entnehmen, wie lange ich hier gewesen bin. Ich weiß, daß Mom erkennen wird, daß ich noch lebe, daß ich wach in einem Raum ohne jede Farbe liege, einem Raum ohne Besucher und mit nur einem einzigen Stuhl. Vielleicht kommen sie, um mich nach Hause zu holen.

Während ich auf sie wartete, nickte ich ein. Jim, mein erster Mann, tanzt mit mir; es ist der Abend, an dem wir uns im Runway Inn kennengelernt haben. Die Jukebox spielt »Earth Angel (Will You Be Mine)«, und Jim legt die Arme um meine Taille. Er nimmt mein Kinn in die Hände und küßt mich. Seine Lippen fühlen sich so vertraut an. Als er aufhört, mich zu küssen, ziehe ich mit meinen gesunden Händen sein Gesicht wieder über meines, und ich spüre abermals seine Lippen, spüre sie auf meinen normal funktionierenden Lippen. Das Lied verwandelt sich in

»Only You (And You Alone)« von den Platters, Jim zieht mich enger an sich, und… Die Hand meines Vaters berührt mich.

Dad trägt seine gewohnten Arbeitshosen mit den Ölflecken, die meine Mom in der Wäsche nie rausbekommen konnte, dazu ein orange- und braunkariertes Hemd und einen schwarzen Gürtel. Als er mich auf die Stirn küßt, rieche ich Zigarettenrauch und Wagenschmiere, und ich denke an seine Reparaturwerkstatt zu Hause. Sein Kuß ist der Kuß eines Mannes – stark und rauh und gleichzeitig zärtlich und sanft. Als Dad mich ansieht, spüre ich abermals, wie ich dahingleite. Das Gesicht meines ersten Mannes schwimmt vor mir her, dann erinnere ich mich an seine dunklen Augen, sein gewelltes, schwarzes Haar, seine muskulösen Schultern.

Ich lernte Jim im Sommer des Jahres 1955 kennen, als ich zwanzig war. Er war frisch vom Marinecorps zurück, daher vermutete ich, daß meine Eltern mit ihm einverstanden sein würden. Aber das war nicht der Fall – weder Mom noch Dad mochten ihn. Mom erklärte mir, ich solle besser nicht mit einem Mann ausgehen, der so von seinem Körper besessen war, daß er sich Hanteln zugelegt hatte und jeden Tag trainierte. Dad zeigte mir sein Mißfallen, indem er still vor sich hin brütete. Auf die eine oder andere Weise sagten sie beide, daß ich es bedauern würde, wenn ich Jim heiratete.

Seit dem Frühjahr 1955 teilten Joanie und ich uns eine Wohnung in Far Rockaway, auf der Beach Street 33. Es war eine sorglose Zeit, in der unsere einzigen Probleme darin bestanden, die Miete zu zahlen und einen Ehemann zu finden. Joanie nahm eine Stelle in einem Bekleidungsgeschäft an, und ich arbeitete bei der Telefongesellschaft. Nach der Arbeit trafen wir uns fast jeden Abend im Runway Inn auf einen Drink. Während die Jukebox die neuesten Rock-'n'-Roll Hits spielte, nippten wir an Wodka-Tonics und hörten uns alles an, angefangen von The Platters bis hin zu The Fontane Sisters, Fats Domino und LaVern Baker, und die ganze Zeit über hielten wir nach dem richtigen Mann Ausschau. Ich glaubte, daß die Lieder, die wir uns anhörten, recht hatten, daß wahre Liebe ein magisches Ereignis sei, ummäntelt vom Nimbus des Traums. Eines Tages, so sagten die Lieder, würde ein Mann des Weges kommen, die Welt würde kopfstehen und all meine Traurigkeit ein Ende finden.

Die Filme dieser Zeit bekräftigten diesen Eindruck von wahrer Liebe. Während meiner ganzen Teenagerjahre gingen meine Freundin Peanuts Delgaise und ich zum Strand Theater auf der Main Street oder zum Gem Theater, das meine Mutter Freitag abends immer besucht hatte, als ich noch ein kleines Mädchen war. Wir gönnten uns die Hollywood-Stars in Breitwand – Joan Crawford, Lana Turner, Jane Russell, Marlon Brando, Cary Grant, Rock Hudson –, wir sahen sie alle, für fünfundsiebzig Cents die Vorführung. Wir gingen auch in jeden Marilyn-Monroe-Film, der herauskam. Ich liebte die Szene in *Blondinen bevorzugt,* in der Marilyn »Diamonds Are a Girl's Best Friend« singt. Sie wurde schnell zu meinem Vorbild, stieg zum Status einer Göttin auf, und ihr Spitzname, Blonder Sprengstoff, kratzte nicht einmal an der Oberfläche ihrer Schönheit und ihrer sinnlichen Ausstrahlung. Als Teenager hatte ich mir geschworen, genauso attraktiv zu werden wie meine Lieblingskinostars Greta Garbo und Zsa-Zsa Gabor, aber jetzt, da Marilyn die Männer allein durch die Erwähnung ihres Namens erregte, hatte ich ein neues Leinwandidol. Als ich noch auf der John Street wohnte, sahen Peanuts und ich *Niagara* und *Wie angelt man sich einen Millionär.* Wir sahen uns beide Filme zweimal an, und ich prägte mir Marilyns Art sich zu bewegen und zu sprechen genau ein, ebenso ihre Kleider und die Art, wie sie ihr Haar trug. Nachdem ich bei meinen Eltern ausgezogen war und mir mit meiner Schwester die Wohnung in der Beach Street 33 teilte, spielten Joanie und ich zum Spaß manchmal Theater. Ich übernahm die Rolle der Marilyn, sprach in einem kehligen Flüsterton und wackelte beim Gehen übertrieben mit den Hüften. Ich ging so weit, mir das Haar blond zu färben, da ich nicht wußte, wie gefährlich die Mischung aus Wasserstoffsuperoxyd und Ammoniak ist. Als Mom mein neues Aussehen sah, erklärte sie mir, ich würde irgendwann eine Glatze bekommen, wenn ich mir das Haar weiterhin bleichte.

Aber damals dachte ich nicht viel über die Zukunft nach. Alles, was ich wollte, war ein Mann, der in das Bild paßte, das auf die goldene Leinwand projiziert oder auf die sich drehenden Vinylscheiben gedruckt wurde. Als also eines Abends Jim an unseren Tisch im Runway Inn kam, dachte ich, ich hätte den Mann gefunden, auf den ich gewartet hatte. Groß und gutaussehend, mit engen Hosen und einem Uniformhemd des Marinecorps, das die gestählten Muskeln darunter entblößte, beugte er sich über unseren Tisch, schenkte mir ein warmes Lächeln und forderte mich zum Tanzen auf. Als wir dann über den Tanzboden wirbelten, flüsterte er mir ins Ohr, wie schön er mich fand, und fragte mich, ob er mich küssen dürfe. Als ich ja sagte, drückte er mich fest an sich und küßte mich vor allen anderen auf den Mund.

Wir gingen noch kein ganzes Jahr miteinander, als Jim mir einen Antrag machte. Heute kann ich sagen, daß ich mich körperlich zu ihm hingezogen fühlte und körperliche Vereinigung mit Liebe verwechselt hatte. Als ich seinen Heiratsantrag annahm, wußte ich nur, was meine Eltern mir beigebracht hatten und was ich aus Kinofilmen und Popsongs über die Liebe erfahren hatte.

Gegen den Widerstand meiner Eltern heirateten Jim und ich am 12. Februar 1956 in der katholischen Kirche »Our Lady of Good Counsel« in Inwood. Es war einige Tage nach meinem einundzwanzigsten Geburtstag und zwei Tage vor dem Valentinstag. Ich dachte, die Tatsache, daß es eine Valentinshochzeit war, würde das Herz meiner Eltern erweichen, aber mein Vater weigerte sich, an der Hochzeit teilzunehmen, und meine Mutter kam nur widerstrebend.

Nachdem Jim und ich geheiratet hatten, zog Joanie wieder nach Hause, und Jim und ich wohnten in der Wohnung auf der Beach Street 33. Er brachte seine Hanteln mit und sagte, ich solle versuchen, sie zu benutzen. Er hatte auch ein Motorrad, das er »Honey« nannte. Sehr zum Verdruß des Vermieters lebte »Honey« in unserer Küche. Jim polierte es und sprach mit ihm, als wäre es ein Mensch. Es dauerte nicht lange, bis ich begriff, daß Jim in sein Motorrad verliebt war und nicht in die Frau, die er geheiratet hatte. Ab und zu versetzte ich »Honey« einen heimtückischen Schlag und bespuckte es.

Binnen acht Monaten war ich schwanger. Obwohl ich zu dem Zeitpunkt bereits wußte, daß mit meiner Ehe etwas ganz und gar nicht stimmte, schwelgte ich weiterhin in den romantischen Phantasien, wie sie die Hollywoodfilme und die Liebeslieder schilderten. Ein Mann namens Elvis Presley war damals der letzte Schrei. Ich sah sein Bild in einer Zeitschrift. Er trug eine Sonnenbrille, saß auf einer Harley-Davidson und lächelte dieses herrliche Lächeln. Sein Hemd stand bis zur Brust hin offen, und mir war noch nie ein Mann so sexy erschienen. Bald darauf sah ich ihn in der Ed-Sullivan-Show, und später raubte er mir auf der großen Leinwand den Atem. Ich hörte »Hound Dog« im Radio, aber es war »Love Me Tender«, bei dem ich zusammen mit allen jungen Mädchen und allen alten Weibern in Verzückung geriet. Etwas in mir begann sich zu verändern, wenn ich Elvis sah: Ich begriff, daß meine ideale Ehe ein Traum war, daß ich Phantasie mit Wirklichkeit verwechselt hatte, daß Jim und ich niemals das perfekte Paar abgeben würden.

Ich wartete einige Wochen, bevor ich Jim sagte, daß ich schwanger war. An dem Tag, an dem ich meine Stelle kündigen wollte, machte ich ihm etwas Besonderes zum Abendessen. Ich wußte nicht, wie er reagieren würde, daher wollte ich ihm die Neuigkeit möglichst sachte beibringen. Als ich es ihm erzählte, erstarrte sein Gesicht, ein wilder Ausdruck trat in seine Augen, und er schrie mich quer über den Tisch hinweg an. »Nein, nein, nein! Ich will keine Kinder! Wie konntest du das tun?«

Ich spürte Zorn in mir aufsteigen, zähflüssig wie Galle.

»Du weißt, daß es immer mein Traum war, viele Kinder zu haben«, zischte ich ihn an.

»Du verdienst keine Kinder, bevor du Disziplin gelernt hast. Und die lernst du nicht, solange du sexbesessen bist.«

Ich konnte nicht glauben, was ich da hörte. Ich packte ein Fleischermesser und stürzte mich auf ihn. Er schob sich vom Tisch weg, und ich hielt das Messer hoch in die Luft. Ich sah ihm direkt in die Augen, haßte halb mich, halb ihn. Es war das erste Mal, daß ich Jim wirklich in Angst erlebte. Ich ging auf ihn los, und er wich mir aus, fing meinen Arm auf und zwang mich, das Messer fallen zu lassen. Wenn er nicht fünfzehn Zentimeter größer und sechzig Pfund schwerer gewesen wäre als ich, hätte ich ihn wahrscheinlich getötet. Danach versteckte Jim die anderen Messer vor mir, ebenso wie Scheren und Dosenöffner und seine Pistole. Wir sprachen nicht mehr miteinander.

Ich nahm einen Job an und lernte André kennen, einen verheirateten Franzosen, der zwanzig Jahre älter war als ich. Wir hatten eine leidenschaftliche und unkluge Affäre, die ich heute bedauern würde, hätte sie mir nicht die größte Liebe und Zuneigung beschert, die ich je für einen Mann empfunden habe. Mit einer Unbesonnenheit, die mich bis auf den heutigen Tag verblüfft, brachen wir eines Tages nach Kalifornien auf. Wir fuhren ein paar Stunden lang, machten dann an irgendeiner Bar mitten im Nichts halt, fuhren dann in die nächste Stadt und suchten uns eine Unterkunft für die Nacht. Wenn wir nicht beide verheiratet gewesen wären, wären wir wahrscheinlich immer noch da.

Aber da André eine siebenjährige Tochter hatte und ich schwanger war, konnten wir nur den Augenblick genießen. Ich dachte damals, es sei die reinste Glückseligkeit, ein so verantwortungsloses Leben frei von allen Fesseln zu führen, auch wenn es nur von kurzer Dauer war. Einen Monat später kehrten wir nach Inwood zurück, und ich bekam meinen alten Job bei der Telefongesellschaft wieder. Ich arbeitete Tag und Nacht, bis ich genug Geld gespart hatte, um nach Mexiko zu fliegen und mich von Jim scheiden zu lassen.

Danach dachte ich, das Leben würde eine Wendung zum Besseren erfahren. Aber das war nicht der Fall. Eines Nachts, nur wenige Wochen nachdem ich wieder zu arbeiten begonnen hatte, verlor ich das Bewußtsein und mußte mit dem Krankenwagen ins Saint Joseph's Hospital gebracht werden. Das kleine Mädchen, das ich zur Welt brachte, war eine Totgeburt.

Mutter steht neben Dad. Sie beugt sich vor und drückt mir die Lippen auf die Stirn. Ihr Kleid ist mit grünen Kreisen bedruckt. Ich rieche das vertraute Waschmittel aus unserem alten Waschraum, wo ich früher die Wäsche besorgt habe. Vater tritt an das Fußende meines Bettes, und ich beginne auf meine lautlose Weise zu weinen.

»Weine nicht, Julie. Weine nicht, mein Süßes«, sagt meine Mutter, als dächte sie, ich könne sie verstehen. »Ich liebe dich, kleines Mädchen. Bitte, wach auf. Bitte, lieber Gott im Himmel, laß sie aufwachen.«

Sie beugt sich über mich, und gerade als ich versuche, eine Möglichkeit zu finden, wie ich sie danach fragen kann, was Judy macht und was aus George geworden ist, taucht Judy hinter meiner Mutter auf. Sie trägt einen dicken, weißen Mantel mit schwarzen Tupfen und Rüschenbesatz an den Ärmeln. Es muß draußen langsam kalt werden, denke ich. Mutter nimmt Judy auf die Arme, und ich kann ihre kleinen, schwarzen Schuhe sehen, mit Schnallen über den Spitzen. Ich kenne diese Schuhe nicht. Sie trägt weiße Socken, und ihr Haar ist ordentlich zu einer Frisur à la Shirley Temple gekämmt. Sie ist gewachsen. Sie muß jetzt fast zwei sein, schätze ich, was bedeutet, daß ich seit mindestens acht

Monaten hier bin. Ich bin in der Zeit, in der ich hier liege, zweiunddreißig geworden.

Ich denke an diese verlorene Zeit und stoße einen leisen, schluchzenden Laut aus, ein stilles Wimmern. Mir wird klar, daß ich mehr als sechs Monate lang im Koma gelegen haben muß – so lange, daß meine Tochter ein neues Paar Schuhe brauchte. Ich habe das Gefühl, als könnte ich ganze Eimer mit meinen Tränen füllen, aber es kommt kaum eine einzige. Judy starrt mich an, und meine Mutter blickt auf mich herab, sie sagt nichts.

Ich hatte meinen Mann eines Abends in Cocos Drugstore auf der Mott Avenue kennengelernt. Obwohl wir einander vom Sehen kannten, weil das Haus, in dem George aufgewachsen war, nur einen Häuserblock von unserem entfernt lag, hatten wir abgesehen von einem kurzen Hallo zuvor kaum ein Wort miteinander gewechselt. Ob es nun der Wahrheit entsprach oder nicht, ich hatte immer das Gefühl gehabt, daß er, wie die anderen Italiener in unserer Nachbarschaft, wegen meiner Herkunft auf mich herabblickte.

In dem Drugstore überraschte er mich damit, daß er ein Gespräch anknüpfte. Er erzählte mir, daß er von Beruf Golflehrer sei. Beim Sprechen sah er mir direkt in die Augen. Sein Blick übermittelte mir ein Gefühl des Vertrauens und der Fürsorge, und hinzu kam noch eine offensichtliche körperliche Anziehung. Entgegen meiner vorgefaßten Meinung über ihn legte er keinen Funken Hochmut oder Dünkel an den Tag. Nachdem er gesprochen hatte, blickte er auf den Boden und scharrte mit den Füßen wie ein Schuljunge.

Da es allgemein bekannt war, daß ich eine sportliche Frau war, fragte George mich nach meinen Hobbys. Nach der Totgeburt meines Kindes vor zwei Jahren hatte ich beschlossen, mehr für mich selbst zu tun und mich in Form zu bringen. Es war die Blütezeit meiner sportlichen Aktivitäten. Ich erzählte George, wie gerne ich die zwei Meilen von Roaches Beach nach Atlantic Beach schwamm und daß ich außerdem gern jagte, Eis lief und ritt. Ich sagte, daß ich manchmal sogar im Hook Creek angeln gegangen sei. Und ich erzählte ihm, daß es mein Traum sei, die erste Frau zu sein, die die Kleinwagen beim Indianapolis 500 fährt. Bei dieser Feststellung klappte George der Unterkiefer herunter, und er lächelte.

Ich weiß noch, wie wohl ich mich in seiner Gesellschaft fühlte. Er war stämmig, fünf Jahre älter als ich und hatte nie geheiratet. Er schien sich ehrlich für mich zu interessieren; also nahm ich an, als er mit mir ausgehen wollte. Und als ich dann in meinem Cabrio nach Hause fuhr und den Wind in meinem blond gefärbten Haar spürte, hatte ich das Gefühl, daß wir heiraten würden.

Wir machten es schlicht. Am 8. November 1963 standen wir in Connecticut vor dem Friedensrichter. Statt eines weißen Kleides trug ich ein braunkariertes aus dem Secondhand-Laden. Das war für mich kein Problem, da ich bereits eine scheußliche Ehe hinter mir hatte.

Wir machten auch keine Flitterwochen. Das kränkte mich, obwohl ich schon einmal verheiratet gewesen war. Ich fand, wir hätten wenigstens eine kurze, preiswerte Reise machen können, vielleicht an einen abgelegenen Ort irgendwo im Norden des Staates. George sah das anders. Da ich beim ersten Mal eine richtige Hochzeit und eine Hochzeitsreise gehabt hatte, meinte er, sollte ich diesmal etwas Unkompliziertes bekommen.

Wir fuhren zu Georges Bruder in Connecticut, der nicht weit entfernt vom Büro des Friedensrichters wohnte. Frank und seine Frau machten uns zum Abendessen leckere Spaghetti. Wir hörten etwas Musik, tranken ein wenig Wein und sprachen über Politik. Obwohl ich mich nicht sehr für Politik interessierte, hatte ich an John F. Kennedy von Anfang an Gefallen gefunden. Bei der Wahl 1960 stimmte ich für ihn; danach kam 1961 die Landung in der Schweinebucht auf Kuba, und ich las auch über den Bau der Berliner Mauer. Während dieser Krisen hatte ich Kennedy als einen erstklassigen Mann erlebt, einen mutigen, mächtigen, klar denkenden Führer, dessen liberale Ansichten unsere Welt, wie ich hoffte, zu einem besseren Ort für unsere Kinder machen würden. Und zusätzlich zu all seiner Tüchtigkeit war John F. Kennedy ausgesprochen sexy. Er hatte ein scharf geschnittenes Gesicht, und sein Lächeln war genauso reizvoll wie das von Elvis Presley und James Dean. Wie viele andere sah ich in Kennedy einen wahren amerikanischen Helden.

Obwohl Frank und seine Frau meiner Meinung waren, war George skeptisch. Er befürchtete, daß Kennedy ernsthafte Schwierigkeiten mit den Russen hatte. Als ich ihm entgegenhielt, daß die Russen versucht hätten, in Kuba Raketenbasen zu bauen, wenn Nixon oder irgendein anderer als Kennedy Präsident gewesen wäre, hörte George mir zu und nickte. »Vielleicht hast du recht«, sagte er, »aber ich glaube trotzdem, daß Kennedy allerhand Schwierigkeiten bevorstehen.« In diesem Augenblick wurde mir klar, daß George mir im Gegensatz zu Jim zuhören und akzeptieren konnte, daß ich meine eigenen Ansichten hatte.

George und ich fuhren nach Inwood zurück und nahmen unser gemeinsames Leben auf. Ich arbeitete zwei Tage die Woche im Schönheitssalon von Georges Schwager, und George gab im Lawrence Country Club Golfstunden. Am Nachmittag des 22. November 1963, ich war gerade mit Georges schwarzem Coupé auf dem Heimweg, hörte ich die Nachrichten im Radio: John F. Kennedy war in Dallas erschossen worden. Ich konnte es nicht fassen, daß dies nur zwei Wochen nach unserer Diskussion über Kennedy in Franks Haus geschehen war. Wie konnte jemand den Präsidenten erschießen? fragte ich mich, während ich zu weinen begann. Wenn etwas so Ungeheuerliches und Furchtbares geschehen konnte, mußte es mit den Vereinigten Staaten bergab gehen.

Als ich nach Hause kam, hatte George den Fernseher laufen. Auf dem Bildschirm wurde Kennedys schwarze Limousine gezeigt; der Präsident und die First Lady saßen im Wagen und winkten der Menge zu. Dann fiel ein Schuß, und ich konnte nichts erkennen als eine hastige Bewegung und Jacqueline Kennedy, die versuchte, den Körper ihres Mannes mit dem ihren zu schützen. Ich erinnere mich, daß Blut auf ihrem Kleid war und daß ihr Hut auf den Boden gefallen war. Ich weinte und weinte, während die Menge erfuhr, was geschehen war und Chaos ausbrach. Außer dem Präsidenten und seiner Frau galt meine Trauer auch den Kindern des Paares, und ich fragte mich, wie sie ohne Vater zurechtkommen würden. Ich überlegte auch, was ich tun würde, wenn mein Mann getötet würde und wir Kinder hätten, die ich allein großziehen müßte.

Die Monate verstrichen, Lyndon B. Johnson war nun Präsident, und George und ich gewöhnten uns an das Zusammenleben. Wir sprachen über eigene Kinder, und als ich ihm erzählte, daß ich eine große Familie wolle, lächelte er und sagte, daß das seinen Wünschen entgegenkomme. Binnen neun Monaten nach unserer Hochzeit wurde ich mit Judy schwanger. Während der Schwangerschaft arbeitete ich im Schönheitssalon, ging angeln, fuhr meinen Wagen (mein halsbrecherisches Tempo hatte ich auf die Hälfte gedrosselt), und ich ging schwimmen. Ich trank keinen Alkohol mehr. Ich hatte Angst, das Baby könne wie mein erstes Kind bei der Geburt sterben. Obwohl ich mich nicht als gläubigen Menschen betrachtete, wollte ich das Baby so unbedingt, daß ich dem heiligen Judas Thaddäus – dem Helfer in allen Nöten – versprach, das Kind nach ihm zu nennen, wenn es nur gesund zur Welt kam, ganz gleich ob Junge oder Mädchen.

Dann, kurz vor dem Stichtag, verlor ich ohne jede Vorwarnung zum zweiten Mal das Bewußtsein. Glücklicherweise war George zu Hause und rief sofort einen Krankenwagen, der mich ins Saint Joseph's Hospital in Far Rockaway fuhr. Und unter Narkose brachte ich am 26. Mai 1965 ein gesundes Mädchen zur Welt.

Nach unserer Rückkehr aus dem Krankenhaus verkündete George, daß wir in mein Traumhaus einziehen würden: ein altes

Haus aus den dreißiger Jahren im Tudor-Stil auf der Roosevelt Street, das ich mir schon als kleines Mädchen sehnlichst gewünscht hatte. Es war ein Backsteinbau mit Schieferdach, einem prächtigen Kamin und Giebeltüren. Ein makelloser, vornehm grüner Rasen umgab das Haus und an der Veranda waren Beete voller Ringelblumen. Manchmal sah ich aus dem Küchenfenster und lächelte erfüllt von Dankbarkeit darüber, dieses Haus zu besitzen. Dann dachte ich daran, wie ich früher Joanie und Midge beschwatzt hatte, damit sie mich nach der Schule einen zusätzlichen Häuserblock weit begleiteten, nur damit ich mir das Haus ansehen konnte. Ich liebte das schwere Holztor, das in den Garten führte, die Kiefern und den gepflasterten Weg, der sich durch Tulpenbeete und gestutzte Hecken schlängelte. Manchmal blieben wir lange genug stehen, um durch die Risse im Zaun zu spähen. *Eines Tages,* dachte ich, *wird es mir gehören.*

Und nun, mit Hilfe des Schweißes auf Georges Stirn und irgendeinem Wunder obendrein, gehörte es mir. Während des Herbstes des Jahres 1966 war das Leben schöner denn je. Es war mir bestimmt, mit dem Mann verheiratet zu sein, der mir die zwei Dinge geschenkt hatte, die mir am teuersten waren – eine Familie und dieses Tudor-Haus. Ich wusch weiterhin an ein oder zwei Nachmittagen die Woche im Schönheitssalon meines Schwagers anderen die Haare. Meistens blieb ich jedoch zu Hause, kümmerte mich um Judy und machte mich, als für die Adoption alles in die Wege geleitet war, mit unseren beiden Adoptivkindern bekannt. Ich richtete das Haus neu ein und stellte die Möbel um, die wir fürs Wohnzimmer gekauft hatten. Ständig sang ich »Chapel of Love« vor mich hin und dachte, die Welt läge mir zu Füßen.

Wenn George bei der Arbeit war, saßen Judy und ich manchmal im Garten unter einer der majestätischen Kiefern. Obwohl sie noch ein Säugling war, sagte ich ihr die Namen der verschiedenen Dinge. Ich fand es herrlich, mir vorzustellen, daß jeder faßbare Gegenstand mit einem anderen Laut verbunden war. Da ich die

High School nie abgeschlossen hatte, war ich keine große Meisterin im Buchstabieren oder der richtigen Benutzung der Grammatik. Aber ich liebte Wörter, liebte ihren Klang, als sei ein Wort der tatsächliche Spiegel der Sache selbst.

Sprache war Musik für mich. Ich liebte ihren Rhythmus, ihre Knappheit und Kürze. Das gebrochene Englisch meiner Mutter war disharmonisch und stockend. Sie nahm der Sprache die Musik und hinterließ eine vom Sinn halb entleerte Hülle. Schon in frühen Jahren rebellierte ich gegen ihre Stimme und nahm mir vor, immer auf meine Sprache zu achten. Ich sagte also zu Judy auf dem Rasen: »Kiefer«, und das Wort klang so groß und prächtig wie der Baum in unserem Garten; »Rose« war der Klang der Liebe meiner Mutter und meiner eigenen Schuld, weil ich diese Liebe verraten hatte; »Apfel« hatte den Geschmack der Süße, »Rettich« den der Bitterkeit; »Garten« war ein Wunderland, »Mutter« ein weiterer Name für Garten. Bevor Judy alt genug zum Krabbeln war, hatte sie viele meiner Lieblingswörter gehört.

Ich küßte Judy aufs Ohr und flüsterte dazu »Ringelblume«, und in meinen Gedanken erschien ein Feld mit leuchtend orangenfarbenen und gelben Blumen vor uns. Sie legte dann die Hände auf mein Gesicht, strich über mein Kinn, berührte meine Augen und kicherte mit einer Stimme, die so unschuldig war, wie irgend etwas Lebendiges und Menschliches es nur sein konnte. »Haut« klang wie die runden Kuppen ihrer weichen Finger, und »Lippen« waren das, womit ich sie küßte. »Morgen« war schwaches Licht, »Mittag« war die pralle Sommersonne, und »Ozean« bedeutete Roaches Beach, ein paar Meilen von Far Rockaway entfernt. Dort verbrachten wir so manchen Nachmittag, einen Sonnenschirm über uns aufgespannt, Judys Gesicht nah an meinem, ihre grünen Augen tiefe Brunnen, in die ich hinabblicken konnte, ihr Lachen voller Freude darüber, mich zu sehen und zu berühren.

Jetzt, vor meinem Krankenhausbett, scheint Judy mich zu fürchten. »Das ist deine Mutter«, sagte meine Mom mit ihrem schweren polnischen Akzent. »Gib ihr einen Kuß, Judy.«

Sie setzt meine Tochter ab. Judy kommt ans Bett, beugt sich über die Matratze und zieht sich mit ihren kleinen Armen hoch. Aber sie kommt nicht weit genug hinauf, daher hebt Mom sie hoch und hält sie über mich. Ich sehe ein engelhaftes Gesicht mit großen, grünen Augen, dichtem, kastanienbraunem Haar, klarer Haut und weißen, strahlenden Kinderzähnen. Judy küßt mich widerstrebend, zaghaft, ein schnelles Küßchen, das sie scheu auf meine Wange drückt. Der Kuß ist lautlos. Sie hat die Augen fest geschlossen, als fürchte sie sich vor mir, und sie stemmt sich auf meine Brust, um sich von mir wegzuschieben. Ich denke: *Das ist der erste Kuß, den ich je von ihr bekommen habe,* denn sie war erst vierzehn Monate alt, als ich an jenem Abend auf dem Treppenabsatz zusammenbrach. Ich liebe ihre Augen ganz in meiner Nähe, ihre kleine Nase und ihren kecken Gesichtsausdruck. Sie sieht verwöhnt aus, denke ich. Aber dann sehe ich Angst in ihren Augen. Sie fürchtet sich davor, mir zu nahe zu kommen. Wenn Judy so verängstigt ist, muß ich entsetzlich aussehen. Aber da ich mich noch nicht gesehen habe, weiß ich nicht, was sie ängstigt.

Mom setzt Judy wieder auf den Fußboden, wo sie mit dem Gesicht zu mir stehenbleibt und aussieht, als wüßte sie nicht recht, was sie als nächstes tun soll. Mom wendet sich ab, und ich sehe ihre Schultern zittern und höre ihren Atem, der unterdrückt und stoßweise geht. Vater steht mit tränenüberströmtem Gesicht am Fußende des Bettes. *Ich habe ihn nie weinen sehen,* denke ich. Als er auf die Wand einschlägt, erfüllt mich eine ohnmächtige Trauer, die ich nicht für möglich gehalten hätte.

Genau das will ich auch tun: gegen eine Wand schlagen oder einen Menschen schlagen oder Gott. Mom sagt irgend etwas zu ihm, versucht, ihn zu beruhigen.

Jetzt habe ich furchtbare Angst. Sie beide glauben offensichtlich, daß es keine Hoffnung gibt. Ihr Kummer und die Angst meiner Tochter vor mir sind schwerer zu ertragen als der Schmerz in meinen Armen und Beinen, als meine Unfähigkeit, ihnen zu sagen, daß ich noch lebe. Ich versuche zu signalisieren, daß ich wach bin, indem ich den Kopf zwei oder drei Zentimeter vom Kissen hochhebe und ihn von einer Seite zur anderen drehe. Ich bewege auch die Augen, erst in ihre Richtung, dann zur Decke hinauf und schließlich nach unten zum Boden. Entweder sie bemerken es nicht, oder sie halten es für eine mechanische Bewegung, die ich mache, eine Geste ohne Bedeutung.

Judy steht links von meinem Bett und starrt mich an. Mom wiederholt: »Das ist deine Mutter, Judy«, und der Schmerz dieser Worte zerreißt mir das Herz. Wer würde eine stumme, entstellte Person als Mutter wollen, jemanden, der sein Kind nicht umarmen kann? Als ich mir diesen Schmerz eingestehe, spüre ich einen Zorn, der mich bis ins Mark trifft. Ich will sie anschreien, alles herausschreien, was mir passiert ist. Wie konnte ich mich von einer Frau, die, wo sie auch hinging, Männer anzog, in jemanden verwandeln, den man jetzt als etwas kaum mehr Menschliches betrachtet? Hatte ich das selbst verursacht? Gab es keine Hoffnung, wieder das zu werden, was ich einmal war?

Die drei stehen einige verlegene Minuten lang so da, während meine Ohnmacht mich zu zerreißen droht. Ich lege den Kopf zurück und spüre, wie jeder verkrümmte Knochen in meinem Körper sich mit Zorn füllt. Mutters Schultern hören auf zu zittern, aber Vater weint weiter, bis er sagt: »Ich halte das nicht länger aus.« Er geht aus dem Zimmer, seine Schultern hängen herab, das Geräusch seines Weinens ist immer noch zu hören.

Judy ist still. Nachdem Vater gegangen ist, setzt sich Mom auf den Stuhl vor meinem Bett und sieht mich an. Judy krabbelt auf den Schoß meiner Mutter und spielt mit den Riemen ihrer Handtasche. Je länger Mom mich ansieht, um so unbehaglicher fühle ich mich. Was will sie von mir? Warum sieht sie mich an? Ich höre sie sagen:

»Julie... Julie... Julie...« Sie spricht in dem Tonfall, den sie früher benutzte, wenn ich etwas falsch gemacht hatte. »Oh, Julie«, wiederholt sie, und mir wird klar, wieviel Schmerz ich verursacht habe.

Eines Tages, als ich in die vierte Klasse ging, spielte ich in der Nähe der Eiche der Skpanskys. Mrs. Skpansky spielte in ihrem Wohnzimmer Beethovens fünfte Sinfonie auf voller Lautstärke. Obwohl Dad dies als »Kommunistenmusik« bezeichnete, liebte ich doch die lauten Trommeln und Becken. Ich schwang mich von meinem Ast herunter und landete gerade in dem Augenblick auf dem Boden, als zwei der gemeinen Jungen aus unserem Häuserblock die Wahl Avenue hinuntergingen. Als sie an der Einfahrt der Skpanskys vorbeikamen, zeigte einer von ihnen auf das Haus der Andersons.

»Ja, das sind ein Haufen Nigger.«

Ich sah den Jungen hinterher, als sie weitergingen, und dachte über dieses Wort nach.

Als ich nach dem Mittagessen beim Abwasch half, fragte ich: »Mom, warum ist Mrs. Anderson ein Nigger?« Sie hielt in der Arbeit inne und nahm das Handtuch von der Küchentheke. An der Art, wie sie es langsam über ihre Haut rieb, erkannte ich, daß ich etwas Falsches gesagt hatte.

Sie sah mich lange an und fragte dann: »Julie, woher hast du dieses Wort?«

»Von denen aus der fünften Klasse.«

»Weißt du, was es bedeutet?« fragte sie mit ihrem unbeholfenen Akzent.

»Ja. Es bedeutet Mrs. Anderson und Buddy und Jason und Mame.«

Mittlerweile stand Mom drohend vor mir. Ich bekam es mit der Angst und dachte, daß ich etwas Falsches gesagt hatte.

»Julie, du hast kein Recht, irgend jemanden mit einem so häßlichen Wort zu bezeichnen. Damit du nicht mehr vergißt, wie böse dieses Wort ist, werde ich jetzt die Haarbürste holen.« Wann immer sie uns bestrafen wollte, holte Mom die große, blaue Bürste mit den drahtigen Borsten hervor.

Ich machte einen Schritt auf den Nebeneingang zu, damit ich zu Dads Werkstatt laufen konnte. Er würde Mom aufhalten. Sobald Mom sah, daß ich auf die Tür zuflitzte, packte sie mich an den Haaren, zerrte mich zum Küchentisch hinüber, zog einen Stuhl heraus und zwang mich, mich hinzusetzen.

»Du bleibst hier sitzen, bis ich zurückkomme. Wenn du auch nur einen einzigen Muskel bewegst, wirst du dieses Haus eine Woche lang nicht verlassen.«

Ich hörte sie nach oben ins Badezimmer gehen. Mit jedem Schritt, den sie die Treppe hinunter tat, verwandelte sie sich immer mehr in ein Ungeheuer. Als sie in die Küche kam, schloß ich die Augen und spürte die harte, glatte Rückseite der Bürste auf meiner Schulter und meinem Kopf. Ich spürte die Borsten und öffnete die Augen. Mutter war außer sich vor Zorn. Sie hielt mich an den Haaren fest und schrie: »Sieh mich an! Wirst du dieses böse Wort je wieder in den Mund nehmen, Julie?«

Ich dachte daran, wie Mom Dad »Zigeuner-Horwat« nannte und wie Dad Mom als »Nazi-Polack« beschimpfte. Ich war so wütend, daß ich sie am liebsten ebenfalls geschlagen hätte. Wenn ich zwei, drei Zentimeter größer oder einen Monat älter gewesen wäre, hätte ich es auch getan, das schwöre ich. Ich blickte in ihre Augen auf, sah das Feuer in ihnen und spürte, daß meine eigenen Augen brannten und mein Herz hämmerte. Ich weigerte mich, ihre Frage zu beantworten.

»Oh, ich sehe schon, kleine Julie, du willst dich mit deiner großen, dicken Mutter streiten? Das wird dir noch leid tun, das verspreche ich dir.«

Dann riß sie mich an den Haaren zum Waschbecken hinüber. Ich schrie nicht und zeigte auch keinerlei Schmerz. Ich sah zu, wie sie die Bürste auf die Theke legte und dann nach einem Stück

Seife griff. »Wenn du nicht auf der Stelle sagst, daß es dir leid tut, werde ich dir den Mund auswaschen, und ich meine es ernst. Weißt du, wie Seife schmeckt?«

Ich sah sie an, wie sie mir dieses weiße Stück Seife hinhielt, und wurde von einem solchen Haß erfüllt, daß ich nicht sprechen konnte.

»Wirst du dich entschuldigen?« Sie sah mich an.

Ich erwiderte ihren Blick ohne einen Wimpernschlag. Sie drehte das Wasser an und hielt mir die Seife dicht an den Mund. Es war ein dunkler Fleck darauf. Wasser tropfte von ihrer Hand auf die Spüle und auf mein rotes, kariertes Kleid. Ich sagte immer noch nichts.

»Na gut, Julie.«

Sie drückt die Seife auf meine Lippen. Ich fühle ihre Beschaffenheit, so glatt wie Marmor. »Sag, daß es dir leid tut.«

Ich schwieg weiter.

Sie zog mich so dicht an sich, daß ich das weiche Frauenfleisch spürte. Sie ließ mein Haar los und versuchte, meinen Mund zu öffnen. Ich preßte die Kiefer aufeinander. Sie wurde so wütend, daß ihre Augen zu glühen schienen.

»Das wirst du bedauern. Ich werde dir das eine oder andere schon noch klarmachen.« Sie riß an meinen Haaren und zerrte mich in den Garten hinaus. Dann führte sie mich zu einigen Hundehaufen und drückte mich mit dem Gesicht fast hinein. Da begann ich so laut zu schreien, wie ich konnte. Dad kam im gleichen Augenblick aus seiner Werkstatt gelaufen, wie Mrs. Andersons Schwester Mame um die Ecke unseres Hauses stürzte.

»Was ist hier los?« fragte mein Vater. »Man hört dich den ganzen Häuserblock weit, Mary. Laß sie los!«

»Sie hat Mrs. Anderson ›Nigger‹ genannt«, sagte meine Mutter mit Seitenblick auf Mame. »In ihrem Alter, Joe!«

Mittlerweile konnte ich kein Wort von dem, was sie sagte, mehr hören. Ich preßte den Kopf an den Bauch meines Vaters und roch seinen Tabak. Als er mir übers Haar strich, legte Mame mir eine Hand auf die Schulter und sah meine Mutter an. »Mary«, sagte sie, »es gibt zu viel Bosheit auf dieser Welt. Sie ist doch nur ein Kind. Sie wird es noch lernen.«

»Julie. Oh, Julie.«

Mutter sieht mich lange an. Dann sagt sie, wie zu sich selbst: »Weißt du, dein Mann! Ich habe keine Ahnung, was ich mit ihm machen soll!«

Ich sehe sie direkt an, dankbar für jede Neuigkeit über George.

»Nachdem er uns erzählt hat, daß du ihn an diesem Abend wachgerüttelt hättest und die linke Seite nicht mehr bewegen konntest, hat der arme Mann wie ein Baby geweint. Und weint seither immer noch. Er hat uns erzählt, daß der Krankenwagen gekommen sei und dich ins Saint Joseph's gebracht hätte. Du warst nicht mehr bei Bewußtsein. Aber ich war dabei, als du aufgewacht bist, Julie. Ich war da, als du gesprochen hast. Klar und deutlich hast du gerufen: ›Was wird jetzt mit mir passieren? Wer wird sich um mein Kind kümmern?‹«

Mein letzter Gedanke, an den ich mich erinnern konnte, ist: *Kind, hör doch auf zu weinen.* Was passiert ist, nachdem ich ohnmächtig wurde, weiß ich nicht mehr. Ich habe keinerlei Erinnerung daran, in einem Krankenhaus zu sein oder gehört zu haben, wie jemand mit mir sprach, oder selbst in der Lage gewesen zu sein zu sprechen.

»Dein Vater und ich waren auch im Krankenhaus. Wir konnten dich durch den ganzen Flur schreien hören. Jezus Chrystus! Joanie war auch da. Du hast immer wieder geschrien: ›Ich weiß nicht, was los ist mit mir, Joanie. Bitte kümmere dich um mein Kind.‹«

Mom zieht ein Taschentuch aus ihrer Tasche. Warum redet sie die ganze Zeit, überlege ich, wenn sie glaubt, daß ich sie nicht verstehe? Sie wischt sich die Augen ab und streicht Judy übers Haar. »Das war, gleich nachdem die Ärzte sagten, du könntest nach Hause gehen, sobald dein Körper sich stabilisiert hätte. Und dann kam die zweite. Wie heißt das Wort noch?« Sie sieht mir in die Augen. »Oh ja. Blutung. Das war es. Die, die dich beinahe getötet hätte, mein süßes Mädchen. Zu allem Unglück hat George dann auch noch zu Joanie gesagt, er wolle, daß seine Schwester Mae das Kind großzieht.«

Ich schaue mir Judy an und kann sehen, daß sie gut versorgt wird. Wenn sie nur zu essen bekommt und ordentlich gekleidet wird, werde ich mir keine Sorgen machen. Und solange ich sehen kann, wie schön sie ist, werde ich sie nicht so sehr vermissen.

Sie streckt die Hand aus und fängt an, mit dem Kleiderkragen meiner Mutter zu spielen.

»Aber wie konnte George dich einfach hier liegenlassen? Und die Kleine«, fährt sie fort und blickt auf Judy hinab. »Wie konnte er wieder zu seinen Schwestern ziehen, statt sie Joanie zu geben?«

Dann sagt sie einige Worte auf Polnisch, und ich verstehe ungefähr, was sie meint. Was gäbe ich nicht alles, wenn ich jetzt fluchen könnte.

Sie nimmt Judy von ihrem Schoß und tritt an das Bett. Langsam dreht sie meinen Kopf und streichelt mein Haar. Mein Hals schmerzt, wo der Schlauch ihn durchstößt, und ich stöhne leise.

Vater kommt wieder herein, seine Wangen sind immer noch feucht. Er beugt sich abermals über mich, um mich zu küssen. Er streicht mir über die Stirn. Wieder rieche ich Zigaretten und die Wagenschmiere in seinen fleckigen Kleidern.

»Wir kommen wieder, Julie«, sagt er.

Mutter fängt an zu weinen. »Wir sollten jetzt besser gehen«, sagt sie. »Gib deiner Mutter einen Abschiedskuß, Judy.« Sie hebt meine Tochter hoch, und Judy küßt mich einmal mehr auf die Wange.

Ich drehe den Kopf, um zu sehen, wie die drei das Zimmer verlassen. Meine Eltern haben Judy zwischen sich genommen, und sie halten sich an den Händen. Das letzte, was ich sehe, ist Judys dicker, weißer Mantel mit den schwarzen Tupfen darauf. Es muß Winter sein.

VIERTES KAPITEL

Atmen

Ich liege flach auf dem Rücken im Bett.
Um Gottes willen, laß es mit meinem nächsten Atemzug zu Ende gebracht sein.
Früher bin ich Autorennen gefahren,
bin Fahrrad gefahren und Boot,
Ski und Rollschuhe, bin fischen und jagen gegangen
Ich bitte Gott –
Laß meinen nächsten Atemzug den letzten sein.

MEINE ELTERN KAMEN noch ein paarmal ohne Judy zu Besuch, bevor ich meine erste Lungenentzündung bekam. Meine Lungen füllten sich mit Flüssigkeit, und das Loch in meiner Kehle überzog sich mit Schleim. Aller Sauerstoff schien aus dem Raum entwichen zu sein, und ich hatte das Gefühl, zu ersticken. Stunde um Stunde kostete mich der einfache Akt des Atmens größere Anstrengung. Mein Körper schmerzte, meine Gelenke pochten, als würden sie von Feuer verzehrt, und meine Temperatur stieg. Mein ganzer Körper kam mir wie prall aufgeschwollen vor. Ich begann, Traum und Wirklichkeit durcheinanderzuwerfen – mein Leben vor dem, was Mutter die Blutung nannte, und mein neues Leben mit der Lähmung.

Ich schlief und träumte. Jim und ich liegen auf einem Strand. Weißer Sand erstreckt sich über viele Meilen. Ich trage einen goldfarbenen, trägerlosen Badeanzug. Jims rote Badehose dehnt sich straff über seiner Taille, und der Schweiß klebt ihm seine Brusthaare an den Körper. Seine Tätowierung auf dem rechten Arm, ein schwarzer Panther, ist voller feiner Sandkörnchen. Das Meer schimmert in einem türkisfarbenen Blau, und ganz gleich, wie weit wir hinausschwimmen, kann ich den Sand auf dem Meeresboden sehen. Jim zieht mich im Wasser dicht an sich. Seine Hände berühren meinen Rücken, meinen Hals, mein nasses Haar. Seine Lippen schmecken nach Salz. Als ich ihm die Beine um die Taille schlinge, hebt er mich hoch in die Luft. Die Sonne glitzert auf seinem Haar, läßt jede Strähne funkeln. Er läßt mich wieder ins Wasser hinunter und streift mir den Badeanzug von den Schultern. Seine Badehose schwimmt davon. Ich drücke mich an ihn und flüstere: *Ich möchte dein Kind.* Er lächelt und zieht mich ans Ufer, küßt mich auf Mund und Hals. Aber dann gibt es irgendeinen Tumult, und ich wache auf, weil man mich auf eine Bahre hebt.

»Ihr Fieber steigt jetzt seit zwei Tagen«, hörte ich eine Stimme sagen. »Sie brütet irgend etwas aus. Die Oberschwester will, daß sie auf eine andere Station verlegt wird.«

Ich wurde in den Hoyer-Lift gehoben und dann von Händen, die in der Luft zu hängen schienen, auf die Bahre heruntergelassen. »C-41«, sagte eine Männerstimme.

Ich versuchte wach zu bleiben, aber meine Lider wurden schwer. Ich nickte ein. Als ich wieder erwachte, wurde ich von der Bahre auf ein anderes Bett gehoben. Ich hörte eine vertraute Stimme, als riefe Joanie nach mir; sie schien weit entfernt zu sein. Ich glaubte zu träumen, bis ihre Stimme lauter wurde und ich langsam begriff, daß sie an meinem Bett stand. Ich öffnete die Augen und sah meine Schwester.

Joan! Der Mensch, der die größte Ähnlichkeit mit dem hatte, was ich einmal gewesen war, bevor mein Körper zu funktionieren aufhörte, der Mensch, der mich besser kannte als irgend jemand sonst. Sie trug einen gelbbraunen Hut, und ihr Haar, das länger war, als ich es in Erinnerung hatte, war zurückgekämmt und zu einem Pferdeschwanz frisiert. Ihre Haut war bleich und makellos.

Sie hielt eine Topfpflanze in den Händen. Die Pflanze hatte rote Blüten, und als Joan sich über mich beugte, sah ich, daß es eine Geranie war. Obwohl sich Tränen in ihren Augenwinkeln bildeten, lächelte meine Schwester. Sie drückte mir die Lippen auf die Stirn, und es war die erste Geste körperlichen Trostes, seit meine Tochter mich vor einigen Wochen geküßt hatte.

»Hallo, Julie. Ich weiß, daß du alles hören kannst. An deinem Gesichtsausdruck sehe ich, daß du lebst und bei Bewußtsein bist und denken kannst.«

Sie sah mir eine Sekunde lang in die Augen, und ich dachte an ein Bild, das ich als kleines Mädchen einmal gesehen hatte: eine blaugewandete Mutter Maria, die den blutenden Jesus in ihren Armen hält. Ich wollte gehalten werden. Aber damit das geschehen konnte, hätte ich mich zu ihr umdrehen müssen, und sie hätte die Arme um das legen müssen, was von mir übriggeblieben war.

Sie nahm mich nicht in die Arme. Sie ging ans Fensterbrett und stellte die Blume dorthin, wo die Sonne sie am späten Nachmittag treffen würde. Als sie den Arm ausstreckte, um den Topf auf das Sims zu setzen, sah ich, wie mein eigener Arm früher ausgesehen hatte, schlank und feminin und gleichzeitig stark und wohlgeformt, voller Energie und Leben.

Sie kam wieder zu mir und setzte sich neben das Bett, auf dem man mich in eine halb sitzende Position gebracht hatte. Sie roch nach Jean Naté. Einen Augenblick lang herrschte Stille im Zimmer. Normalerweise, in den alten Zeiten, bevor ich Jim geheiratet hatte, hätten wir bereits über Männer geschwatzt oder Tallulah Bankhead und Bette Davis imitiert oder uns nach der Arbeit auf einen Wodka Collins im Runway Inn verabredet. Wenn ich mich nicht mit ihr treffen konnte, weil ich ein Rendezvous hatte, sprachen wir über Midges neuen Freund oder unsere Eifersucht auf unseren Bruder Joey, der Moms ganzer Stolz und ihre ganze Freude war.

Statt dessen saßen wir nun schweigend da, bis Joanie sagte: »Ich weiß, daß du alles hören kannst, was ich sage, denn ich war in dieser schrecklichen ersten Nacht, als du noch sprechen konntest, im Krankenhaus. Du hast immer wieder gesagt: ›Ich bin krank, Joanie. Bitte kümmere dich um mein Kind.‹ Ich habe geweint und gebetet und deinen linken Arm berührt, der bereits gelähmt war.«

Bei diesen Worten berührte sie wieder meinen Arm. Dann stand sie auf und ging zu der Geranie am Fenster. Ein weiches Licht fiel jetzt auf die Blüten. Ich drehte meinen Hals vier oder fünf Zentimeter weit und konnte sehen, wie meine Schwester ein verdorrtes Blatt aus den Blüten zupfte.

Joan sagte: »Mom und Dad lassen dich grüßen. Es geht ihnen gut, wirklich gut, Mom machen bloß ihre Augen etwas Kummer. Sie hat angefangen, Epogen zu nehmen, weil die Anämie schlimmer wird. Judy geht es auch gut – wächst wie gedüngt. Traurig ist, daß George das Haus verkaufen mußte.«

Ich fühlte mich benommen. Das Licht im Zimmer wurde grau. Vor meinem inneren Auge zog jemand den Stöpsel heraus, und mein Traumhaus floß durch das Abflußrohr davon. Die Stimme meiner Schwester klang, als entfernte sie sich immer weiter von mir. Ich erinnerte mich daran, wie ich ihr früher die Fingernägel in allen Rot- und Orangeschattierungen lackiert hatte. Ich dachte an den Tag, an dem Mrs. Anderson uns Make-up schenkte – das erste unseres Lebens; Joan und ich gingen damals nach oben, stellten uns vor den Spiegel und steckten uns gegenseitig die Haare auf. Wir schminkten uns und fühlten uns wie richtige Damen, bevor wir wieder nach unten gingen und dann auf die Veranda hinaus. Da standen wir und stellten uns vor, daß jemand vorbeikommen und uns sagen würde, wie schön wir seien. Wie das Schicksal es wollte, kam Joey um die Ecke gelaufen. Joanie schrie: »Sieh uns an, Joey! Julie und ich sind jetzt erwachsene Damen, weil Mrs. Anderson uns Make-up geschenkt hat.« Joey kam uns ganz nahe, sah sich unsere Gesichter und unser Haar an und lief dann in Dads Garage. In weniger als einer Minute kam Dad heraus, stampfte auf die Veranda, packte mein Kinn und sagte: »Was seid ihr, zwei *putta!*« Er sah mir direkt in die Augen, als er das sagte, dann wandte er sich zu Joan um und rief: »Ihr alle beide – geht sofort ins Haus und wischt euch diesen Mist vom Gesicht, bevor ich euch in einen Eimer mit Wagenschmiere tauche.« Wir rannten ins Haus, vorbei an unserer Mutter, die nichts tun konnte, um uns zu helfen, die Treppe hinauf und ins Badezimmer, wo wir uns unter Tränen die Schminke abwuschen.

Joan, die immer noch redete, hörte auf, die Geranienblätter zu befingern und drehte sich um. Ich hatte kein Wort von dem, was sie gesagt hatte, gehört. Sie rollte ein Blatt zwischen Daumen und Zeigefinger. »Mae kümmert sich um Judy, wenn George im Club arbeitet, und ich gehe jede Wette ein, daß sie diesem Kind die abscheulichsten Dinge über ihre Mutter erzählt.«

Ich war zu erschöpft, um wütend zu sein. Ich betrachtete Joans gertenschlanken Körper am Fenster, ihre Schulterblätter unter ihrem Wollkleid. Sie nahm ihren Hut ab und legte ihn auf die

Heizung. *Wenn sie ihn dort liegenläßt,* dachte ich, *fängt er vielleicht Feuer, und all meine Qualen sind vorbei.* Sie drehte sich um und sah mir direkt in die Augen, als wüßte sie, was ich gerade gedacht hatte. Sie kam zum Bett zurück und legte mir die Hände auf die Stirn.

»Du fühlst dich warm an, Julie. Ich hoffe, die Schwestern messen deine Temperatur.«

Ich sah zu ihr auf und konnte ihr nicht sagen, daß jeder Atemzug schwierig war. Mein ganzer Körper hatte zu schmerzen begonnen.

»Als sie dich in diesem Eis liegen hatten, wußte ich, daß du nie wieder dieselbe werden würdest.«

Welches Eis? dachte ich. Sie las in meinem Gesicht.

»Sie haben dich in Eis gepackt, zuerst zwei Wochen lang im Saint Joseph's, dann im Krankenwagen, in so ein spezielles Eisding. Im Mount Sinai hat man dich in mit flüssigem Stickstoff gefüllte Laken gelegt, weil Stickstoff kälter ist als Eis. Niemand, nicht einmal deine Angehörigen, durften mit dir reden. Mutter hat die ganze Zeit geweint, und Vater war wütend und fühlte sich hilflos. Du weißt, was passiert, wenn er sich hilflos fühlt.«

Sie hielt inne. Ein geistesabwesender Ausdruck trat in ihre Augen, und sie blickte erst zum Fenster, dann wieder zu mir herüber.

»Ich dachte, du würdest nie wieder das Bewußtsein erlangen. Aber ich weiß, daß du wach bist. Ich sehe es in deinen Augen. Zehn zu eins, daß du alles hören kannst, was ich sage.«

Eine Träne bildete sich im Winkel meines rechten Auges, und als ich ihr Brennen auf meiner Haut fühlte, wußte ich, daß Joanie sie sehen würde. Aber sie ging zurück zu der Geranie und sah diese Träne nicht fallen.

»Meine Güte, Julie, dieses Eis hat mir furchtbare Angst gemacht – wie du da auf dem Weg ins Mount Sinai im Krankenwagen lagst, bis obenhin eingepackt; und sobald wir da waren, kam George vom Golf-Club angelaufen; und ich habe geschrien: ›Ich werde diesen Raum *nicht* verlassen! Sie ist meine *Schwester,* um

Himmels willen!‹ – Das alles hat mir vor Angst fast den Verstand geraubt.«

Sie kam von der Blume zurück und beugte sich über mich. Ich sah Tränen in ihren Augen aufsteigen und sich so verschwenderisch über ihre Wangen ergießen, wie es nur einem menschlichen Wesen möglich ist. Einem menschlichen Wesen, das in der Lage ist, seine Gefühle auszudrücken. Sie sah mich direkt an und war so nahe, daß ich die meeresgrünen Fleckchen in der Iris ihrer Augen wahrnehmen konnte.

»Da, in dieser Notaufnahme, wußte ich, daß du lebtest, daher habe ich dir die schmutzigsten Witze erzählt, die mir einfielen. Ich konnte sogar sehen, wie deine Miene sich bei den Pointen änderte. Kein Lächeln, das nicht, aber eine Veränderung trotzdem. Irgendwie so, als hättest du die Oberlippe ein Stückchen hochgezogen. Aber sie haben mir dauernd erzählt, deine Gehirnwellen hätten aufgehört, irgend so einen verdammten Mist.«

Das war der Augenblick, in dem meine Tränen fielen. Joan sah sie und hörte auf zu reden. Sie berührte mein Gesicht und legte den Zeigefinger auf meinen Wangenknochen. Schweigend saß sie auf dem Bett, und ich dachte: *Wer würde merken, wenn ich weinte?* Und ich wußte, daß es meine wilde Schwester war.

»Julie, ich habe dich lieb. Ich weiß, daß du mich hören kannst, und ich möchte, daß du begreifst, wie sehr ich dich lieb habe und wie sehr wir alle dich vermissen. Es war wirklich schwierig, dich so oft zu besuchen, wie wir wollten. Midge hat ja geheiratet und ist nach Texas gezogen, und ich muß meine Kinder großziehen. Aber nachdem man dich hierhergebracht hatte, sind Mom und ich jede zweite bis dritte Woche hier rausgefahren. Manchmal haben wir deine Arme bewegt, Mom auf der einen Seite und ich auf der anderen.«

Sie wischte sich eine Träne von der Wange. Dann stand sie auf, ging zur Tür und rief nach einer Krankenschwester. Die Schwester kam ins Zimmer und ging mit einem Lächeln auf Joan zu, das sie bei mir nie benutzt hatte. Joanie sagte: »Meine Schwester hört alles, was ich sage. Sie lebt! Ich sage es Ihnen, sie versteht, was um sie herum vorgeht.«

Die Schwester stand in ihrem weißen Kleid da, statuenhaft wie Marmor. Sie lächelte und sagte kein Wort. Joan stand neben ihr und sah aus, als würde sie die Krankenschwester gleich verprügeln. Die Schwester blickte mit geheucheltem Mitleid auf mich herab, wandte sich dann an Joan, berührte sie am Arm und sagte: »Es tut mir leid, Ma'am. Die Ärzte haben festgestellt, daß Ihre Schwester ihre Umgebung nicht wahrnimmt.«

»Hören Sie mal zu, Sie Idiotin, erzählen Sie mir nicht, wozu meine Schwester fähig ist und wozu nicht. Erzählen Sie mir nicht, wer sie ist oder wer sie nicht ist oder ob sie sieht oder hört oder etwas versteht oder was die gottverdammten Ärzte Ihnen sagen. Ich kenne sie, wie ich mich selbst kenne, verdammt noch mal, und ich sage Ihnen, sie bekommt alles mit, was in diesem Raum vorgeht. Sie hat gerade geweint. Sie weiß es. Sie kann uns hören!«

»Ma'am, mir ist klar, wie schwierig das hier für Sie sein muß. Wir sind jeden Tag mit solchen Situationen konfrontiert. Aber versuchen Sie zu verstehen. Die Wahrheit ist, daß Ihre Schwester zwei massive Schlaganfälle erlitten hat. Schlaganfälle zerstören die motorischen Fähigkeiten eines Menschen und manchmal auch die kognitiven Funktionen. Der Blutfluß zum Gehirn wird unterbrochen, und der Betreffende verliert, wie im Falle Ihrer Schwester, das Bewußtsein.«

Joan machte ein Gesicht, als wolle sie den Raum zertrümmern. Ich lächelte innerlich, als sie anfing, Flüche zu schreien.

»Bitte, beruhigen Sie sich, bevor ich den Sicherheitsdienst rufe«, drohte die Krankenschwester.

»Nur zu«, schrie Joan, »holen Sie Ihren verdammten Sicherheitsdienst, mir ist es egal. Meine Schwester ist meine beste Freundin. Sie ist krank, aber sie weiß, was vorgeht! Hören Sie!«

Die Krankenschwester ging gelassen zur Tür.

Ich dachte an dieses Wort *Schlaganfall,* und das Zimmer begann sich vor meinen Augen zu drehen. Diese Handvoll Buchstaben verdrängte all meine anderen Gedanken aus meinem Kopf und riß mich in einer gewaltigen Welle mit sich, aus der ich nicht herausschwimmen konnte, und gerade als die Welle brach, wurde ich unter Wasser gerissen. Meine Lungen fühlten sich an, als wären sie voller Flüssigkeit. Ich sah Joans Gesicht neben mir verschwimmen, sah ihre Lippen dieses neue Wort formen, *Schlaganfall.* Einen Augenblick, bevor alles schwarz wurde, nahm Joan mein Gesicht zwischen beide Hände und sah mir in die Augen.

»Komme, was da wolle, ich weiß, daß du da unten lebst. Was auch geschehen mag, und wenn die Erde einstürzt, ich werde dich hier rausholen.«

Als ich aufwachte, überprüfte eine Krankenschwester eine Infusionsampulle, die an meinem Bett hing. Im Zimmer war es still. Mein Mund war so trocken wie an dem Tag, als ich aus dem Koma erwachte, und meine Lungen schienen zu brennen. Sonnenlicht fiel auf den Boden um die Heizung herum und auf das Gitterwerk meines Bettes; es schuf kleine Wirbel aus Schatten und Licht um die Topfpflanze herum, die Joan mir mitgebracht hatte. Gelbes Feuer auf den leuchtend roten Blumen, die Unterseiten der Blätter im Dunklen, der Topf von der Farbe der Erde in Arizona, über die ich während jener lange vergangenen Reise mit André gefahren war. Wir machten an einem See halt und gingen zum Wasser hinunter. André küßte mich. Seine Lippen waren so weich wie Babypuder. Ich dachte an die Schnurrbarthaare meines Vaters und daran, wie er an den meisten Tagen morgens vor dem Waschbekken im Badezimmer gestanden und den Seifenschaum und das Old Spice aufgetragen hatte, das für mich immer der Geruch von Männern sein würde.

Wer, dachte ich, wird die Pflanze gießen? Wer wird auf kräftigen Beinen zum Waschbecken gehen, den Wasserhahn aufdrehen, einen Becher füllen und damit ans Fenster treten?

Ganz gleich, ob Joanie im Zimmer ist oder nicht, ihre Finger werden auf ewig Teil dieser Blätter sein. Die Hoffnung hatte das Gesicht meiner Schwester, ihre Hände, die wild wie Vögel die Krankenschwester umflattert hatten. Hoffnung, das war der Zorn meiner Schwester, die das Zimmer mit all den Anschuldigungen gefüllt hatte, die ich ausgesprochen hätte, hätte ich meine Stimme gehabt, eine normal funktionierende Zunge besessen und einen Mund, der Worte bilden konnte.

Jeden Tag dachte ich, man würde mich in den Korridor mit den hellen Deckenlampen hinausrollen. Jeden Tag dachte ich, dieser Tag würde der letzte sein, an dem ich diese weißen Wände anstarren mußte, die sich in meinen Fieberanfällen rosa färbten wie die Rosen im Garten meiner Mutter, grün wie die Augen meiner Tochter, rot wie Joanies Zorn. Jeden Tag rechnete ich damit, weggebracht zu werden.

Eines Tages wurde ich weggebracht. Ich spürte, wie mein Körper in die Luft gehoben und dann auf eine Bahre herabgelassen wurde.

»Ihre verrückte Schwester denkt, sie wäre bei Bewußtsein«, sagte eine Pflegerin zu der anderen, während sie meine Beine mit Gewalt auseinanderdrückte. »Vorgestern fängt sie an, mich anzubrüllen, und ich mußte ihr den Sicherheitsdienst auf den Hals schicken. Aber was kann man schon erwarten, wenn man jemanden verliert, der einem so nahe steht? Jetzt hat sie auch noch Lungenentzündung und muß ins Bellevue gebracht werden. Ob ihre Schwester mir wohl auch daran die Schuld geben wird?«

Bevor die andere Krankenschwester antworten konnte, kamen zwei Männer ins Zimmer. Sie rollten mich den Korridor hinunter, weg von Sauerstoffapparaten und Atemschwierigkeiten, weg von dem Licht, das in Pfützen auf das Rollo am Fenster fiel, auf die Fensterbank, auf meine vergessene Geranie.

FÜNFTES KAPITEL

Tod I

Halleluja! Halleluja,
Ich habe aufgehört zu atmen.
Meine Augen sind geschlossen, aber ich kann sehen!
Mein Gehirn arbeitet
Und doch kann niemand mit mir sprechen.
Aber trotzdem liege ich hier bequem.

Sieh nur die weinenden Menschen.
Junge Junge, was die heulen.
Sieh nur die Augen der armen Mom.
Das zeigt nur: Für Mom bin ich tot.

Da geht sie die Eifersüchtige
Die ich einmal verprügelt habe, weil sie meinen Freund küßte.
Sie sieht mächtig glücklich aus. Hm, na ja.
Ich schätze, ich komme in die Hölle.

Tod, Tod, Tod.
Das schwerste daran ist
Meine Seele in ein Ungeborenes hineinzubekommen.

ICH WERDE AUS RAUM C-41 hinaus in einen Flur gerollt. Leute sitzen schweigend in Rollstühlen oder liegen auf Bahren. Ich habe Fieberphantasien. Ich kann meine Augen immer nur wenige Sekunden lang auf irgend etwas konzentrieren, bevor sich der Flur in Nebel hüllt. Ich sehe einen Mann ohne Beine, dessen Haut so dunkel ist wie die Erde, die Mutter früher unter ihren Rosenbüschen bewässerte. Als der Mann an mir vorbeirollt, rieche ich Zigarettenrauch und sehe, daß der Körper des Mannes an seinen Schenkeln endet. Ein Laken liegt flach an der Stelle, an der seine Beine sein sollten. Das Bild vor meinen Augen verschwimmt, und sein Gesicht verschmilzt mit den Laken, bis nur noch seine Augäpfel auf der Bahre liegen und zu mir aufstarren.

Ich versuche zu schreien, aber meine Lippen sind dick und schwer. Man bringt mich in einem Aufzug hinunter und fährt mich durch einen dunklen Korridor. Keiner der Männer sagt, was das Bellevue ist oder wie ich dort hingelangen werde. Am Ende des Korridors befindet sich eine Tür. Ein blendendes Licht schlägt mir ins Gesicht, und ich sehe einen Krankenwagen.

Ich werde hineingehoben. Das Licht ist so grell, daß ich glaube, ich werde blind. Ich zittere wegen der Kälte. Jemand zieht ein Laken über mich, die Tür wird zugeschlagen, und eine Sauerstoffmaske wird mir wie eine Hand übers Gesicht gelegt. Ich möchte, daß diese Hand mich erstickt. Statt dessen hilft sie mir atmen.

Der Motor wird angelassen, und meine Augen schließen sich.

Als ich erwachte, wurde ich in ein brennendes Licht von solcher Kälte gehoben, daß ich den Atem der Männer sehen konnte, als sie mich zu einer Tür mit der Aufschrift Notaufnahme trugen. Ich wurde in einen Raum geschoben und auf ein Bett gelegt. Jemand rollte mich auf die Seite und steckte mir ein Thermometer in den After, so wie Dr. Oliver Judys Temperatur maß, als sie noch ein Baby war.

»Achtunddreißig neun«, sagte eine Männerstimme. »Am besten

geben wir ihr sofort Antibiotika. Und die Lungen müssen jede Stunde durch die Luftröhre abgesaugt werden.«

Mein Gesicht war wie aufgedunsen. Ich wünschte, jemand würde mich mit kaltem Wasser überschütten. Fremde Hände drehten mich auf den Rücken; eine Nadel drang durch meine Haut. Ich döste vor mich hin, und eine Hand tauchte auf, die eine Spritze ohne Nadel hielt. Die Hand drückte mir die Kiefer auseinander und schob die Spitze der Spritze in meinen Mund. Ich schmeckte eine zähe, bittere Flüssigkeit. Ich würgte und spürte, wie etwas von der Flüssigkeit durch den Schlauch in meiner Kehle auf meine Brust lief. Eine unvertraute Frauenstimme sprach die ersten freundlichen Worte, die ich vom Krankenhauspersonal hörte, seit ich aus dem Koma erwacht war.

»So, das hätten wir. Wollen wir hoffen, daß Sie sich bald wieder besser fühlen.«

Ich war weit davon entfernt, mich besser zu fühlen und erfuhr später, daß ich an dieser Lungenentzündung beinahe gestorben wäre. Ich habe keine klare Vorstellung davon, wie es geschah, aber im einen Augenblick hörte ich noch die besänftigende Stimme der Krankenschwester, und im nächsten stach man mir weitere Nadeln in die Arme.

Die Krankenschwester, deren Stimme mich in den Schlaf hinübergleiten ließ, stand neben dem Bett. Sie mußte sich über mich gebeugt haben, denn ich hörte ihre Stimme, als käme sie aus meinem Kopf.

»Halten Sie einfach durch«, sagte sie immer wieder. »Halten Sie durch, bleiben Sie am Leben.«

Ich wollte nicht durchhalten. Ich wollte davontreiben und nie wieder in meinen zerstörten Körper, mein entweihtes Leben zurückkehren. Ich wollte wieder einschlafen und in die Wärme des Todes hinabsinken. Ich war beinahe dort, als jemand anfing, auf meine Brust zu hämmern, während ein anderer schrie: »Eins!

Zwei! Drei!« Jedesmal, wenn er bis drei gekommen war, schlug eine Hand auf meine Brust. Ich versuchte, mich willentlich davonzustehlen, das Bewußtsein zu verlieren. Nichts tat weh, und alles tat weh. Der Mann hörte einfach nicht auf, auf meine Brust zu hämmern.

Ich öffnete die Augen und sah zwei Ärzte über mir. Drei oder vier Krankenschwestern kamen in den Raum gehuscht. Ich sah alles um mich herum, fühlte jedoch nichts. Ich konnte auf das Bild hinabschauen: Ich sah mich auf diesem Bett liegen. Ich *sah* sogar das Fieber, wie es sich unter den Händen des Arztes durch meinen Körper und meine ausgemergelte Brust bewegte. Ich sah das Blut in meinen Adern fließen. Ich sah meine geschlossenen Augen. Ich hörte das Geräusch meines eigenen Atems leiser werden, und ich wußte, ich starb. Wußte, daß mich das glücklich machte.

Der Arzt hörte auf, meine Brust zu bearbeiten, und nahm einen durchsichtigen Plastikbeutel von einer Krankenschwester entgegen. In dem Beutel waren eine Pumpe, eine Gesichtsmaske und eine Rolle durchsichtiger Plastikschläuche. Ich sah zu, wie der Arzt mir die Maske aufs Gesicht legte. Ich rührte mich nicht, als er mir die Maske über Mund und Nase schob. Während ich all das beobachtete, war ich ganz ruhig. Der Teil von mir, der über dem Raum schwebte, wollte, das dies geschah. Das dramatische Element des Ganzen gefiel mir.

So ging es ungefähr eine Stunde lang. Der Teil von mir oben im Raum wartete schließlich ungeduldig darauf, daß mein Körper nachgab. Immer wieder sagte ich der Frau da unten, daß sie, sobald die Ärzte das Zimmer verließen, die Maske abnehmen und den Kopf auf die Seite rollen solle. Ich beobachtete ihren Versuch, sich die Maske vom Gesicht zu drücken; sie schaffte es, sie zur Seite zu schlagen. Der Teil meiner selbst, der an der Decke schwebte, applaudierte. Aber irgendeine Hand setzte die Maske immer wieder auf. *Warum lassen sie es nicht einfach sein? Warum lassen sie sie nicht sterben?* dachte ich.

Das helle Licht in dem Raum verwandelte sich in trüben Nebel. *Das ist die Zwischenwelt,* dachte ich. In diesem Augenblick sah ich meine Großmutter, die schon seit langem tot war, neben mir in der Luft schweben, und hinter ihr sah ich ein Flußufer. Sie trug ein purpurnes Kleid mit kleinen, weißen Blüten darauf, dazu einen purpurnen Stoffgürtel und ihre schwarzen »Omaschuhe«. Sie streckte die rechte Hand übers Wasser hinweg aus, während sie mit der linken ihre schwarze Handtasche umklammerte. Ich war bis zum Kinn im Wasser und hörte, wie sie mit melodischer Stimme rief: »Komm zu mir. Hab keine Angst, mein Kind. Komm zu mir.« So hatte ihre Stimme nicht geklungen, als sie noch lebte; sie hatte jetzt eine höhere Tonlage, fast als sänge sie. Ihr Gesicht war ruhig, und sie lächelte mit ihren schönen, blaugrauen Augen. Obwohl der Wind wehte, lag ihr weißes Haar ohne die geringste Bewegung auf ihrem Kopf.

Obwohl ich nichts sagte, spürte ich doch, daß sie verstand, daß ich sterben wollte. Aber jedesmal, wenn ich nach ihrer Hand griff, trug mich die Strömung des Flusses davon. Je näher ich dem Flußufer kam, um so tiefer wurde das Wasser. Ich versuchte, gegen die Strömung zu schwimmen, glitt aber auf den nassen Felsen und dem schlammigen Ufer vor mir aus. Ich fiel. Nana entfernte sich immer weiter von mir. »Laß mich nicht allein«, schrie ich, »ich will mit dir kommen. Bitte, laß mich nicht allein, Nana!«

Dann konnte ich den Fluß nicht länger spüren, genausowenig wie das Wasser, das gegen meinen Körper klatschte. Ich konnte mich auch auf den Steinen unter meinen Füßen nicht mehr aufrichten. Meine Gedanken verwirrten sich. Ich glaubte zu ertrinken. Im letzten Augenblick wurde mir klar, daß ich doch nicht sterben wollte. Ich wollte nicht in einen Sarg gelegt werden wie die eine Großmutter an dem Tag, an dem Mom Joanie und mich schwarz angezogen und uns mit Dad zu Onkel Louie und Tante Margaret in Uniontown geschickt hatte und wir Großmama in diesem mit häßlichen Blumen bedeckten Sarg hatten liegen sehen.

Wir hatten der Frau, die in einem Zigeunerwagen vierzehn Kinder geboren und versucht hatte, mir den Rosenkranz beizubringen, die letzte Ehre erwiesen.

»Komm«, sagte sie wieder, »hab keine Angst, Julie.«

Das wiederholte sie dreimal. Jedesmal wurde ihre Stimme schwächer, war sie über dem Geräusch des Wassers, das mich davonzog, schwerer zu hören.

»Komm, Kind. Sprich das Vaterunser mit mir.«

»Aber Nana«, schrie ich, »du weißt doch, daß ich an Wiedergeburt glaube.«

Als ich diese Worte rief, verschwand Nana. Ich glaubte, ich würde ertrinken, aber ich hörte eine Glocke. Als die Glocke ertönte, spürte ich, wie mein Körper gegen meinen Willen in ein Bett gezogen wurde. Der Teil von mir, der von oben zusah, verblaßte. Ich schrie, bis die Ärzte mir eine weitere Spritze gaben, dann fiel ich in einen Schlaf tiefer Bewußtlosigkeit.

Als ich am nächsten Tag erwachte, wußte ich nicht, wo ich war. Ich hatte sogar vergessen, daß man mich mit einem Krankenwagen weggebracht hatte. Immer noch bedeckte eine Maske meinen Mund und meine Nase. Mehr denn je hatte ich das Gefühl, gefangen zu sein. Aber ich konnte besser atmen, und sobald meine Augen sich öffneten, trat eine Krankenschwester in mein Gesichtsfeld. Sie lächelte, als sei sie glücklich, mich zu sehen. Sie sprach sogar mit mir. »Ich weiß, Sie können mich nicht verstehen, aber seien Sie versichert – Sie sind in guten Händen.«

Keine Alarmsirenen schrillten, und meine gewohnte Bekleidung war durch ein anderes Baumwollnachthemd ersetzt worden.

»Für eine Weile dachten wir, Sie würden uns verlassen«, fuhr die Krankenschwester fort, während sie einen Schlauch überprüfte, der aus meiner Nase kam und über meine linke Schulter lief. Sie hielt einen Klemmblock in den Armen und schrieb etwas auf. Ohne es zu wollen, war ich dankbar für ihre Anteilnahme.

»All dieses Getöse muß schrecklich für Sie sein. Und nicht zu wissen, wer sich um Sie kümmert, ist auch nicht schön, hm? Nun, der Form halber, mein Name ist Adrienne.«

Obwohl sie glaubte, ich könne sie nicht verstehen, sprach sie ganz normal mit mir und summte leise vor sich hin, während sie mich mit einem Schwamm abwusch. Ich fühlte mich an das leise Summen meines Vaters erinnert, während er in seiner Werkstatt arbeitete. Selbst als sie meine Windel wechselte, mir dann die Maske vom Gesicht nahm und den Schlauch aus meiner Kehle zog, berührte sie mich mit einer Sanftheit, die mich schockierte.

Sie ging zum Waschbecken auf der anderen Seite des Raumes. Ich hörte das Geräusch von laufendem Wasser. Als sie zurückkam, hielt sie den Plastikschlauch in die Luft.

»Sehen Sie, alles sauber. Auf diese Weise können keine kleinen Viecher hinein, die Ihnen neue Infektionen bescheren würden.«

Dann schob sie mir den Schlauch wieder in den Hals. Ich roch Einreibealkohol auf ihren Handschuhen. Nachdem sie den Schlauch in die richtige Lage gebracht hatte, streifte sie sich die Handschuhe ab und zog die Decke so über mich, daß ich es schön warm hatte.

»Jetzt ruhen Sie sich ein wenig aus, hören Sie. Ich komme später am Nachmittag wieder.«

Am nächsten Tag kam ein Arzt, um mich zu untersuchen. Die ganze Zeit, die er im Zimmer war, sah er so aus, als wüßte er nicht, wie er einen Menschen behandeln sollte, von dem er glaubte, daß sein Gehirn so nutzlos war wie eine verfaulte Aubergine. Ich wollte mit ihm sprechen, herausfinden, wann dieser Alptraum vorbei sein würde. Ich wollte wissen, wann es mir wieder so gut gehen würde, daß ich nach Hause konnte, und ob ich jemals wieder würde laufen und sprechen können. Dennoch wußte etwas in mir, daß die Antwort *niemals* lautete.

Ich konnte nichts fragen, und niemand gab mir von sich aus irgendwelche Informationen. Der Arzt beschäftigte sich lediglich mit einer Tabelle und sah mich direkt an. Er berührte mich nicht. Er wandte sich an eine Krankenschwester.

»Wir sollten sie entlassen, sobald die Lungen frei sind – zwei, drei Tage höchstens. Dann kann sie nach Goldwater zurückgebracht werden.«

Unwichtig, daß er über mich sprach, als sei ich ein überfälliges Buch in der Bibliothek. Immer wieder hörte ich das Wort *Goldwater* und fragte mich, was es bedeutete.

SECHSTES KAPITEL

Stummes Gebet

Vergangenheit Gegenwart Zukunft
Sind gestern heute morgen
Du bist kamst kommst
für Feuer Wind Wellen
Frage warum zu dritt
Im Namen des Vaters
Des Sohnes und des Heiligen Geistes
Amen.

DREI TAGE SPÄTER entfernte Adrienne die Sauerstoffmaske und zog mir die alte, himmelblaue Uniform wieder an. Sie rief eine weitere Krankenschwester hinzu, und zu zweit hievten sie mich auf eine Bahre. Ich lag flach auf dem Rücken, während irgendwelche Hände meine Beine an ein Metallrohr banden. Von irgendwo über meinem Kopf sagte Adrienne: »Sie kommen jetzt wieder nach Hause.«

Ich habe kein Zuhause, dachte ich und wußte die ganze Zeit über, daß sie den Ort meinte, den der Arzt »Goldwater« genannt hatte.

»Sie sind ein richtiger Haudegen«, fuhr sie fort. »Sie haben eine Lungenentzündung besiegt, die die meisten Menschen in Ihrem Zustand umbringen würde.«

Etwas in mir lächelte, so wie ich früher gelächelt hatte, wenn jemand mir ein Kompliment machte. Ich spürte, wie mein Körper durch einen hell erleuchteten Korridor gerollt wurde, durch offene Türen und hinaus in ein weißes Licht, das mir in den Augen brannte.

Ich wurde hochgehoben und im Krankenwagen auf Schienen gelegt, die mich festhielten. Ich sah in der Ecke des Wagens ein kleines Fenster. Ich wandte den Kopf in diese Richtung und verdrehte die Augen, um gut sehen zu können.

Gegenstände bewegten sich vorbei – ein Teil eines Backsteingebäudes, die Wipfel einiger kahler Bäume. Dann waren wir auf einer belebten Straße, und Sirenen heulten. Obwohl ich keine Straßenschilder sah, war ich mir sicher, daß wir in Manhattan waren, was ich der unmittelbaren Nähe hoher Gebäude, dem zähfließenden Verkehr und den gellenden Autohupen entnahm. Wir fuhren über eine Brücke, und ich sah einen Wasserlauf. Wir überquerten die Brücke, die Straße wurde schmaler, und durch mein Fenster erhaschte ich flüchtige Blicke auf Grasflächen an den Flußufern. Ich sah einen Zaun, auf dem Möwen hockten. Als der Krankenwagen langsamer wurde, sah ich Teile eines weiteren Backsteinbaus.

Wir hielten an, und ich wurde in ein Gebäude getragen, das jemand »Verwaltung« nannte. Sie legten mich auf eine Bahre, während eine Frau mit einem blauen Aktenordner an meine rechte Seite trat. Sie besprachen, wo ich hingebracht werden solle.

Ich wurde einen Flur hinuntergeschoben, dann in einen Aufzug.

Als die Aufzugtür sich öffnete, sah ich eine Frau in einem Rollstuhl sitzen, die sich wieder und wieder bekreuzigte. Eine blonde Frau mit säuberlich aufgetragenem rotem Lippenstift saß neben ihr und starrte aus einem Fenster. Ein dunkelhäutiger Mann hockte in sich zusammengesunken auf seinem Stuhl; als wir vorbeikamen, zeigte er auf mich und wackelte mit dem Zeigefinger hin und her, als wolle er mich zu sich winken.

Da ich, als man mich von hier fortgebracht hatte, im Fieberdelirium gewesen war, war das alles hier neu für mich. Schon der Umstand, daß ich jetzt den Namen dieses Ortes kannte, gab mir Stärke. Information war Macht, und ich wollte mehr davon. Aber wie sollte ich sie bekommen? Wie sollte ich herausfinden, wie meine Prognose aussah? Warum war nicht irgend jemand von meiner Familie hier, um mir zu helfen? Wie lange würde es dauern, bis Joanie mich hier herausholte? Würde ich je wieder sprechen oder in einem Rollstuhl sitzen können wie die Leute, die den Korridor bevölkerten? Ich hörte Stimmen im Gespräch. Ich schwor mir, auf jeden Laut um mich herum zu lauschen, die Informationen in mich aufzusaugen. Je mehr Informationen ich zusammenfügte, um so mehr war ich auf weitere versessen.

Ich erwartete, daß man mich wieder in das Zimmer schickte, in dem ich aus dem Koma erwacht war. Aber als ich durch einen anderen Flur gerollt wurde, wußte ich, daß das nicht der Fall sein würde. Wir machten auf einer fremden Station halt. »Da wären wir«, sagte eine Männerstimme hinter mir. »D-11.« Ich wurde durch eine Anzahl von Doppeltüren in eine Welt der Stille gerollt.

Das Schweigen war ein Leichentuch über dem Raum, die Abwesenheit von Leben. Ich hatte Angst, daß mir jetzt selbst die schwachen Tröstungen genommen würden, die ich vor der Lungenentzündung besessen hatte, wie mein Fenster und einige wenige vertraute Gesichter. Ich sehnte mich nach allem, was vertraut war – meinem Fenster zum Himmel, selbst den Alarmglocken und den fluchenden Krankenschwestern –, und als ich von der Bahre gehoben und in ein Bett gelegt wurde, in dem ich noch nie zuvor gelegen hatte, blickte ich zu der Stelle auf, an der mein Fenster hätte sein sollen. Es war fort. Abbröckelnder Putz hatte seinen Platz eingenommen. Zu meiner Linken befand sich ein rechteckiges Fenster, aber ich konnte den Kopf nicht weit genug drehen, um hindurchzublicken.

Eine Krankenschwester, die ich noch nie zuvor gesehen hatte, trat in den Raum. Schweigend hängte sie einen Plastikbeutel an einen Metallrahmen hinter mir. Sie ging an das Fußende des Bettes, griff hinunter und kurbelte das Bett in meinem Rücken hoch. Dadurch verursachte sie mir starke Schmerzen im Rücken. Ich bekam Angst. Dann wurde mir klar, daß ich auf diese Weise den ganzen Raum sehen konnte, daher ertrug ich den Schmerz in der Hoffnung, zu sehen, was um mich herum vorging. Da ich zum ersten Mal aufrecht saß, befiel ein Hustenanfall meine Lungen. Schleim und Speichel ergossen sich aus meinem Mund und dem Schlauch in meiner Kehle. Die Schwester stöhnte und sagte leise: »Warum haben sie dieses tote Stück Fleisch bloß in das gottverlassene Goldwater geschickt?«

Meine Arme zitterten auf meiner Brust. Meine Knochen bebten, als wäre das Skelett der Sitz meiner Gefühle. Meine Fäuste verkrampften sich merklich, meine Brust hob und senkte sich, und ich hörte ein Geräusch – halb Stöhnen, halb Knurren –, das aus meiner Kehle kam. Die Schwester sah mich einige Sekunden lang an, zuckte dann mit den Achseln und ging verblüfft davon.

Aus dieser sitzenden Position sah ich den Raum ganz deutlich. Ich konnte die schlafenden Menschen erkennen, von denen einige Apparate neben sich stehen hatten. Ich war noch keine Stunde dort, als die Frau in dem Bett mir gegenüber sich unkontrolliert zu krümmen begann. Sie zitterte so stark, daß sie aus dem Bett fiel. Eine Krankenschwester kam herein, hievte sie wieder zurück ins Bett und schob ihr etwas in den Mund, das wie ein Eis am Stiel aussah. Eine zweite Krankenschwester kam ins Zimmer, und gemeinsam drückten sie die Frau auf die Matratze. Eine Sekunde später wurde die betäubte Patientin schlaff und ruhig.

Eine Weile herrschte Schweigen. Dann begann die Frau, deren Bett in der Nähe der Tür stand, zu weinen. Ihr Mund stand weit offen, so daß ich sehen konnte, daß er innen hellrot war. Ihre Haut hatte die Farbe von Asche mit einer Spur Grün darin. Sie rollte den Kopf zur Seite und begann, nach einer Krankenschwester zu stöhnen. Niemand kam. Sie wimmerte. Ich lauschte auf dieses Geräusch, das mich an ein verletztes Tier erinnerte, angeschossen, aber noch lebendig, das sich vielleicht wünschte, zu sterben und von seinem Elend erlöst zu werden. Sie drehte sich im Bett um und sah in meine Richtung, aber in ihren Augen zeigte sich nichts, was darauf schließen ließ, daß sie mich wahrnahm. Stundenlang lag sie in dieser Position und weinte.

Gelegentlich hörte ich das Rascheln von Bettdecken und das Geräusch eines Sauerstoffgeräts, das für den Körper in dem Bett schräg gegenüber von meinem atmete. Auf dem Korridor vor dem Zimmer hörte ich eine Stimme, die aus weiter Ferne zu kommen schien, als hätte sie ihren Ursprung in den Tiefen eines dunklen Tunnels.

Mein Körper war ein Gespenst, war die Erinnerung an Bewegung, einst mühelos, jetzt unmöglich. Ich bestand aus nutzlosen Knochen, eingehüllt in papierdünne Haut, die zu nichts nutze war, als Schmerz zu empfinden, der nur von seltenen Augenblicken der Freude gelindert wurde, wenn zum Beispiel an einem Wintertag ein Wärmestrahl den Weg zu mir fand.

Vier Betten und ein Spiegel, Füttermaschinen, Sauerstoffgeräte, himmelblaue Nachthemden, weiße Laken, der Geruch nach

Exkrementen, ein weißes Licht von oben. Das war alles, was ich über mein neues Zuhause wußte.

Als sich an jenem ersten Abend auf der Station D die Dunkelheit herabsenkte, machten zwei Krankenschwestern ihre Runden von Bett zu Bett und bereiteten uns auf den Schlaf vor. Die eine, die sich um mich kümmerte, stach mir eine Nadel in den Arm, und ich spürte ein Brennen.

»Ja, Dillard«, hörte ich die Schwester sagen, während sie die Nadel wieder herauszog, »mein Bruder und mein Onkel sind einberufen worden. Mein Bruder fährt nächste Woche. Dieser verrückte Krieg des weißen Mannes, den wir austragen müssen, macht mich einfach krank. Haben Sie das gesehen, gestern? Den Mann, der sich in Brand gesteckt hat? Jesus, Maria und alle anderen! Und dieser Präsident Nixon erzählt uns, bis September wäre alles vorbei und erledigt. Ja, Ma'am, bis September im Jahre des Herrn 1969.« Dann fing sie an zu weinen, und die andere Schwester, die, die sie Dillard genannt hatte, nahm sie in die Arme und sagte: »Jetzt hören Sie erst mal auf, sich zu grämen. Ihrem Bruder wird schon nichts passieren, warten Sie's nur ab. Alles, was wir haben, Schätzchen, ist Hoffnung. Warten Sie's nur ab.«

Ich erinnerte mich, daß ich bei den Wahlen 1960 gegen Nixon gestimmt hatte, und als die beiden Frauen einander umarmten, dachte ich: Was für ein Wunder, die Arme um einen anderen Menschen schlingen zu können! Was für ein Wunder, die Arme eines anderen um den eigenen Körper zu spüren, zu spüren, wie diese Arme einen umfangen, weich und warm wie ein neuer Wintermantel, Arme, die einem im Angesicht des Unbekannten Mut machen.

Und diese bemerkenswerten Worte: *neunzehnhundertneunundsechzig, neunzehnhundertundneunundsechzig* – ein Jahr, ein Fundament, ein Rettungsanker, der die Welt da draußen mit dem Zimmer D-11 verband! Krieg und ein Aufblitzen der Erinnerung an meinen kleinen

Bruder konnten das Glück darüber, daß ich jetzt wußte, welches Jahr wir hatten, nicht auslöschen. Nichts konnte an die Kraft rühren, die ich bei dem Wissen empfand, daß es 1969 war und daß das Land Krieg führte, obwohl ich keine Ahnung hatte, gegen wen. Ich war vierunddreißig. Es waren drei Jahre vergangen, seit ich auf dem goldfarbenen Teppich ohnmächtig geworden war, und fast zwei, seit ich aus dem Koma erwacht war. In dieser ganzen Zeit hatten meine Mutter und Joan mich achtzehn Mal besucht. Mein Vater war seltener dagewesen. Midge war nach Texas gezogen, und Joey war nie gekommen. Ich hatte keinen einzigen meiner Freunde gesehen, mit denen ich zusammengearbeitet hatte, auch nicht die Mädchen, mit denen Joanie und ich uns im Runway Inn auf einen Drink zu treffen pflegten. Meine Tochter hatte ich nur ein einziges Mal gesehen, als meine Eltern sie zu einem Besuch mitbrachten. Das Unglaublichste aber war, daß George während der ganzen Zeit, seit ich wach war, nicht ein einziges Mal mein Zimmer betreten hatte.

Nacht für Nacht dachte ich über seine Abwesenheit nach. Ich fragte mich, was ich getan hätte, wären die Rollen umgekehrt verteilt gewesen. Wäre ich fähig gewesen, den Schaden mit anzusehen, der dem Körper des Menschen zugefügt wurde, den ich liebte? Hätte ich Trost gespendet, wenn mein Mann außerstande gewesen wäre, etwas zurückzugeben? Wäre ich willens gewesen, in dem Wissen Besuche zu machen, daß ich niemals auch nur ein einziges Wort aus dem Mund des Mannes hören würde, mit dem ich den Rest meines Lebens hatte verbringen wollen?

Ich wußte nicht, wie ich auf diese Fragen antworten sollte. Wenn Jim derjenige gewesen wäre, der die Schlaganfälle erlitten hatte, wäre ich wohl nicht in der Lage gewesen, ihn hingebungsvoll zu unterstützen. Es gab kein starkes Band zwischen uns. Aber George und ich hatten eine andere Art von Beziehung. Wir waren keine Kinder mehr, als wir heirateten. Die sieben Jahre zwischen meiner ersten und meiner zweiten Heirat hatten mich zu der

Erkenntnis gebracht, wie kindisch ich mich benommen hatte, als ich mit André davongelaufen war. Nach meiner Rückkehr von der Reise mit André dachte ich, daß man mich als Hure brandmarken würde und daß ich keinen zweiten Mann mehr finden konnte. Ich hatte Angst, daß ich für immer allein bleiben würde, vor allem, da ich eine geschiedene Frau war, und daß ich meinen Traum, Mutter zu werden, niemals würde verwirklichen können.

Während dieser Jahre hatte ich, obwohl ich viele Male zum Ausgehen eingeladen wurde, immer abgelehnt. Ich hatte geglaubt, George sei anders als die anderen Männer, die ich zuvor kennengelernt hatte. Er schien mir gefestigt und beständig zu sein, leicht zu verstehen. Er versorgte seine Familie aufs allerbeste. Das Haus auf der Roosevelt Street hatte er nicht nur gekauft, sondern auch eingerichtet. Es war nicht nur genügend da, um mich und Judy, sondern auch um unsere beiden künftigen Adoptivkinder zu ernähren. Und dennoch zürnte ich darüber, daß er mich so im Stich gelassen hatte.

Obwohl die Leute sich, als ich George heiratete, wunderten, warum ich mir einen Mann ausgesucht hatte, der nicht einmal gut aussah, hielt ich ihre Ansichten für eine widernatürliche und seichte Betrachtung der Liebe. Jim war mit Abstand der attraktivste Mann gewesen, den ich je kennengelernt hatte. Dennoch war ihm nicht wirklich an mir gelegen, genausowenig wie mir letztendlich an ihm gelegen war. George war nicht seicht. Ich behandelte ihn mit Respekt, und er erwiderte diesen Respekt. Wären diese Schlaganfälle nicht gewesen – ich bin mir sicher, wir würden einander immer noch lieben.

Einen Monat vor der Bombardierung von Pearl Harbor, als ich fast sieben war, verwandelte Dad unseren Keller in einen Schutzbunker. Er baute einen Verschlag aus Metallblech und lagerte dort Kohle ein. »Damit wir es schön warm haben, wenn die verdammten Nazis landen«, sagte er mit seinem leicht ungarisch gefärbten

Akzent. »Wenn sie auch nur einen einzigen Schritt auf mein Land machen, bringe ich die Bastarde eigenhändig um.« Er stapelte Hüttensteine übereinander und ließ Mom Decken über dieses provisorische Bett breiten. Dann verstaute Dad seine Waffen und eine Schachtel mit Munition in einem hölzernen Schrank, den er aus seiner Werkstatt holte, und schraubte ihn an einer Wand des Kellers an.

Mom traf ihre eigenen Vorbereitungen, was die Versorgung betraf: Messer, mit denen wir uns schützen konnten (wovor wußte ich nicht), Konservendosen, die mit nach außen gekehrten Etiketten säuberlich in Reih und Glied standen, versiegelte Wasserkrüge und eine Kiste mit Kleidern, damit wir uns auch umziehen konnten, wenn die Zeit kam. Neben der transportablen Toilette, die Dad aufstellte, legte sie Toilettenartikel und eine Erste-Hilfe-Ausrüstung bereit.

Wir machten Übungen, bei denen Dad auf einer Pfeife blies und wir in den dunklen Keller laufen mußten, der nach Moder und Benzin und verfaulten Früchten roch. Es machte mir Angst, weil ich dann daran denken mußte, wie es ist, wenn man tief in der Erde begraben liegt. Der Keller war feucht, und meine Augen mußten sich an das Licht gewöhnen, das durch einen Spalt in der Tür acht Stufen über uns fiel. Es beunruhigte mich, daß wir da unten vielleicht nicht mehr wegkonnten, daß die Tür sich nicht öffnen lassen und wir alle ersticken würden.

Nachdem wir die Treppe hinuntergestiegen waren und unsere Augen Zeit hatten, sich an die Lichtverhältnisse zu gewöhnen, suchten wir die uns zugewiesenen Plätze auf. Dad verriegelte die Tür. Die Dunkelheit war so undurchdringlich, daß ich nicht einmal die Hand vor Augen sehen konnte, und die tiefe Stille verursachte mir Schmerzen bis auf die Knochen. Diese Dunkelheit lähmte mich, so wie in der Schule, wenn die anderen Kinder sich im Kreis um Joan und mich stellten und uns »Nazi-Polacken« nannten und »blöde Ausländer« und drohten, uns zu verprügeln.

Die Schande hatte das Gesicht meines Vaters und den polnischen Akzent meiner Mutter. Sie roch nach feuchtem Beton und verrotteten Äpfeln, und sie kroch in mir herauf wie Würmer über einen Toten. Sie roch nach Schießpulver aus dem Lauf von Vaters 22er-Büchse und nach den Brennholzscheiten hinter Vaters Schrottlager, wo wir uns zu verstecken pflegten, wenn Dad seinen schwarzen Gürtel abschnallte. In der Schule fühlte ich mich wie ein Wesen von einem anderen Planeten, und zu Hause hatte ich Angst, die falschen Dinge zu sagen oder zu tun. Die Grausamkeit meiner Schulkameraden, das schlechte Englisch meiner Mutter, Dads Waffen, Joanies Blut auf der Eiche der Skpanskys und das neue Drama des Bunkers und des bevorstehenden Krieges verschmolzen in meinen Gedanken zu einem einzigen Gefühl der Scham.

Meine Scham verwandelte sich in der Schule in Schweigen und zu Hause in aufmerksamkeitheischende Mätzchen. Ich nahm einen Schluck von Dads Whiskey und ließ absichtlich den Deckel neben der Flasche liegen. Und da ich mir die Schuld an den Trinkgelagen meines Vaters und an seiner schlechten Laune gab, schloß ich mich in meinem Zimmer ein und schämte mich abseits der Menschen.

Dann wurde Pearl Harbor bombardiert. Als Dad davon hörte, wurde er unbeschreiblich wütend und zürnte gegen Japaner und Deutsche. In dieser Nacht lernte ich viele Flüche, während Dad seine Gewehre hervorholte, die er polierte und lud, bevor er den Riegel an der Kellertür überprüfte. Er befahl uns, in den Bunker hinunterzugehen, wo wir in Sicherheit sein würden. Während er schwor, den Feind, wenn nötig, persönlich zu töten, ließ er keinen Zweifel daran, daß Franklin Roosevelt und Winston Churchill die Helden waren, auf deren Seite er stand.

Unten im Keller kauerte ich mich mit Mom und Joan und Midge zusammen und dachte, die Welt würde untergehen, während wir dort in der Dunkelheit saßen, eingehüllt in den Geruch von Scham und Verbannung, einem Geruch, so süß wie die Äpfel, die um uns herum verfaulten.

Ich lag flach auf dem Rücken, und die Welt wurde so dunkel wie der unterirdische Keller. Die Welt würde nicht untergehen, aber mein Leben darin war untergegangen. Ich sah zu, wie die beiden Krankenschwestern ihre Pflichten erledigten und schließlich mein Bett mit Hilfe der Kurbel herunterließen. Die Medikamente, die sie mir injiziert hatten, machten mich schläfrig, und ich konnte die Augen nicht länger offenhalten. Ich schlief meiner ersten Nacht im Zimmer D-11 entgegen.

SIEBTES KAPITEL

Saug es ein und spuck es aus

Vögel fliegen über mich hinweg, ich höre sie kreisen.
Sonnenstrahlen warten an meinem Fenstersims
Und ich schmecke mein Frühstück in der Kehle.
Saug es ein, jetzt
Laß es kreisen in deinem
Mund. Spuck es aus.
Schamlose Dinge.
Hassenswerte Dinge.

Ich hörte, wie jemand mich verleumdete.
Saug es ein und schüttle es.
Spuck es aus. Also das ist es.
Darum geht es.
Vögel die mich umzingeln.
Ich habe es eingesaugt und ausgespuckt
Gedreht und gewendet
Denn das ist es. Darum geht es.

FÜR DIE NÄCHSTEN ZEHN JAHRE blieb die Station D mein ungewolltes Zuhause. Obwohl ich immer wieder kurze Zeit auf den Stationen B und C verbrachte, wurde ich wegen wiederholter Lungenentzündungen immer wieder auf Station D zurückverlegt.

In dieser ersten Woche nach meinem Aufenthalt im Bellevue, während meine Lungen frei wurden und mein Fieber zurückging, dachte ich mir, daß die Station D für Leute mit schwerer Lähmung war, wenn sie krank wurden oder leichtere Rückfälle erlitten.

Die Frau im Bett rechts von mir keuchte. Eine Schwester schob ein Sauerstoffgerät zu ihr hinüber und hielt ihr eine durchsichtige Maske über Mund und Nase, so daß der Apparat für sie atmete. Die Luft war jetzt unser Elment. Wir waren eingeschneit, eingekesselt in kalten Stein, zu hoch, um darüber zu klettern, selbst wenn wir Hände zum Greifen und Beine zum Durchmessen von diesem schieren Eis gehabt hätten.

Nachts entblößte sich der Raum jeder Farbe und Form und jedes weiteren Geräusches außer dem des Atmens. Es war ein beharrliches Geräusch, das Pfeifen des Windes durch eine Ritze im Stein. Wenn einer von uns zu diesem Spalt hätte hingehen und hätte hindurchspähen können, so stellte ich mir vor, hätten wir dahinter vielleicht eine Welt der Felder und des Ozeans gesehen, eine Welt der Farben und Formen. Und dort, die Hände gegen den Stein gedrückt und den Blick auf das Wunder der Welt jenseits von uns geheftet, hätten wir vielleicht unseren normalen Atem wiederaufgenommen.

In diesem Raum totaler Dunkelheit hatte ich Angst davor, zu schlafen, mich Träumen, Trauer und Erinnerungen zu überlassen, die sich direkt jenseits meines Gesichtsfeldes befanden. Also lag ich im Bett und dachte nach und erfragte, überlegte, was zu dem Zusammenbruch meines Körpers geführt haben mochte. Was meine Glieder veranlaßt hatte, sich zu krümmen, und meine Knochen, sich zu verzerren? In Gedanken befragte ich meine Familie und meinen Mann. Warum bin ich nicht fähig zu sprechen? Wo seid ihr alle?

Das Denken war mein Fluch. Ich erinnerte mich daran, daß meine Mutter das Wort *Blutung* ausgesprochen und die Krankenschwester mit Joan über *Schlaganfälle* gesprochen hatte. Ich wußte, daß meine Lähmung mit diesen Worten zusammenhing. Wenn ich auf verzerrte Glieder und einen Geist reduziert gewesen wäre, der weder denken noch Schmerz empfinden konnte, oder wenn ich ein »Gemüse« gewesen wäre, wie eine Schwester es einmal ausgedrückt hatte, würde ich den Verlust meiner Hände und Füße niemals bedauern. Wenn ich nicht hätte denken können, hätte ich niemals auch nur den Unterschied zwischen Leben und Tod erfahren.

Aber ich konnte denken, die ganze Nacht lang, wenn ich wollte. In meinem versiegelten Zelt war die Luft von allen Elementen der Gefahr gereinigt. Der Raum war bar aller Dinge, die ich früher mit dem Leben in Verbindung gebracht hatte – Worte, Stimmen, Körper, die berührten, Hände, die liebkosten, normales Essen und das Gefühl des Windes in meinem Haar, wenn ich mein Cabrio den Sunrise Highway hinunterjagte und das Gaspedal unter meinem Fuß spürte, in meinen Ohren das kräftige Summen des Motors und das weiche Surren der Reifen über das Pflaster, unter meinen Händen das glatte Steuerrad, während ich die letzte Kurve nahm. Ich hörte die Zuschauermenge und beugte mich vor, als wäre der entscheidende Faktor die Benutzung meines eigenen Körpers, und ich spürte das Steuerrad an meinem Oberkörper, die Fahreruniform, die Vater einst getragen hatte, weich auf meinen Brüsten ... und all mein Atem floß in diese Bewegung, das Vorbeugen, das Siegen, das Durchhalten, bis ich die imaginäre Ziellinie überquerte, die erste Frau, die den Grand Prix gewann. Jetzt war der leblose Raum alles, was ich hatte.

Im ersten Tageslicht kurbelte eine Krankenschwester mein Bett hoch. Ich betrachtete ihre schlanken Finger und sah den fuchsigen roten Lack, mit dem sie am Vorabend ihre Fingernägel lackiert haben mußte. Ich war so wütend, daß ich ihr die Schuld gab. Ich gab meinem Mann die Schuld, weil er mich nicht rechtzeitig zu einem Arzt gebracht hatte. Ich gab meiner Mutter und meinem Vater die Schuld, weil sie mich nicht ordentlich großgezogen hatten, den Kindern in der Schule, weil sie mich verspottet hatten, Ärzten und Krankenschwestern und Krankenwagenfahrern und Gott. Ich beschuldigte sie alle, bis mein Kopf von soviel unbegründeten Anklagen schmerzte. Ich dachte, ich würde den Verstand verlieren bei all dem Zorn, den ich verspürte, aber dann wurde mir klar, wie falsch es war, anderen die Schuld an meinem Unglück zu geben. Niemand trug die Verantwortung für den Zusammenbruch meines Körpers. Aber was sollte ich mit dem Zorn machen, den ich nicht ausdrücken konnte?

Wieder zeigte sich keine Antwort, und ich wollte lieber sterben, als gezwungen zu sein, ganz allein das Leiden zu ertragen, die Demütigung, den nagenden Schmerz in meinen Beinen und das Brennen in meinen Füßen. Ich konnte nicht verstehen, warum Joanie und die anderen Mitglieder meiner Familie nicht hier waren, vor allem, nachdem ich gerade die Lungenentzündung überlebt hatte. Wenn sie wirklich glaubten, daß ich bei Bewußtsein war, warum kamen sie dann nicht her, um mir zu helfen? Obwohl mir klar war, daß es schwierig und zeitaufwendig war, für eine Familie zu sorgen und sie zusammenzuhalten, wie Joan es tat, verstand ich doch nicht, daß meine Schwester, die ich immer für meine beste Freundin gehalten hatte, mich so ganz allein meinem Siechtum überlassen konnte.

Alles wäre besser gewesen, als zu leben und die Krankenschwester zu sehen, die ihre scheinbare Verantwortung für mein Leben haßte. Ohne eine einzige mitfühlende Berührung, ohne mir in die Augen zu sehen, karrte sie mich durch den Flur zur Dusche. Sie merkte nicht einmal, daß ich in meinen eigenen Lungen ertrank. Alles wäre besser gewesen als das Wasser, das gegen meinen

Hals und meine Brust klatschte, während ihre Hände mich auf die Seite drehten und ich spürte, wie der Stoff, der den Schlauch in meiner Kehle abdeckte, herunterfiel.

Ein Tropfen Wasser lief in den Schlauch. *Das ist es,* dachte ich, *das ist meine Chance.* Ich drehte den Hals weit genug, um noch mehr Wasser in den Schlauch rinnen zu lassen. Ich beugte den Kopf so weit wie möglich zurück und spürte das Wasser meine Kehle hinunterlaufen. *Ja, es wird geschehen. Ja, jetzt werde ich ertrinken. Ja, ich werde frei sein von diesem Schmerz.* Ich dachte darüber nach, wie wenig Wasser vonnöten sein würde, um mich zu ertränken, und wie schnell mein Sterben vorbei sein würde. Ich keuchte. Ich würgte. Das ganze Wasser kam aus meinen Lungen wieder heraus, und die Schwester deckte den Schlauch aufs neue mit dem Lappen ab.

Als ich wieder in meinem Zimmer war, wurde ich angezogen und ins Bett gelegt. Es war mir nicht gelungen zu sterben. Jetzt würde ich hier liegen, bis jemand kam, um meine Windel zu wechseln oder mich zu füttern. Vielleicht würde gar nichts geschehen, und ich würde einfach still daliegen.

Kaum hatte ich gedacht, daß ich vielleicht hier liegen würde, bis man mich für tot erachtete, als eine Schwesternhilfe in mein Zimmer kam. Sie fing an, Dinge herumzustoßen, den Abfalleimer, meine Füttermaschine –, und als sie das Tablett aus der Absaugemaschine an der Wand neben meinem Bett zog, stöhnte sie. Sie trug das Tablett zum Waschbecken und leerte den Inhalt in den Ausguß. Während sie die Dinge wieder an ihren Platz zurückstellte, kam eine andere Schwesternhelferin, um ihr zur Hand zu gehen.

»Eine verdammt lästige Angelegenheit, genau das ist es«, bemerkte die zweite Schwesternhelferin, als sie ins Zimmer trat.

»Weiß Gott«, sagte die erste. »Ich begreife nicht, warum die sich überhaupt noch solche Mühe machen. Sie ist jetzt seit mehr als vier Jahren in diesem Zustand. Und es gibt keine Wunder auf Gottes grüner Erde, das sage ich dir. Diesmal bringen sie die Tochter mit. Meine Güte.«

Bei dem Wort *Tochter* erstrahle ich so hell wie die Sonne.

Die Schwesternhelferin schrubbte etwas von meiner flüssigen Diät, das zu einer harten Kruste geworden war, von dem Tisch neben meinem Bett, wo dreimal am Tag jemand meine Ernährung steuerte.

»Man stelle sich nur vor, mit einer Mutter gesegnet zu sein, die nur Haufen Knochen ist«, fiel die zweite Helferin ein. Ich hörte nicht länger zu, sondern dachte an das eine Mal, daß ich Judy gesehen hatte, seit ich erwacht war. Sie hatte Angst vor mir gehabt, vor dem Zustand, in dem ich mich befand. Ich bin mir sicher, daß der Schlauch in meiner Kehle sie erschreckt hatte, und auch der Schlauch, der aus meiner Nase herauskommt, hat mich in den Augen meines kleinen Mädchens gewiß zu einem Ungeheuer gemacht.

Ich liege da und stelle mir vor, wie Judy jetzt wohl reagieren würde, da sie ein wenig älter war. Ich fragte mich, wer sie zu mir bringen würde, und ob Georges Schwester Mae gut für sie sorgte. Ich rechnete mir aus, daß sie mittlerweile zur Schule gehen mußte. Was aß sie wohl am liebsten, und hatte sie schon Bekanntschaft mit Micky Mouse gemacht? Ob sie schon schwimmen konnte? Ich versuchte gerade, mir auszurechnen, wie alt sie war, als die Tür zu meinem Zimmer aufschwang. Zu meinem Erstaunen kam George herein.

Er trug eine Golfmütze und eine kastanienbraune Jacke, auf deren linker Tasche die Wörter »Peninsula Golf Club« geschrieben standen. Er sah älter aus, als ich ihn in Erinnerung hatte. Er hatte sein Haar verloren und zahlreiche Krähenfüße um die Augen herum. Aber in seinen Augen stand immer noch dasselbe Funkeln, das mich als erstes angezogen hatte, und sie strahlten immer noch Geduld aus und Festigkeit, wenn es darum ging, Entscheidungen zu treffen. Eines, worauf ich mich zu verlassen gelernt hatte, war die Unverbrüchlichkeit von Georges einmal getroffenen Entscheidungen.

Aber jetzt, als ich ihn ansah, wurden die Tugenden, die ich einst an ihm gesehen hatte, wertlos. Wie konnte ein Mann seine Frau in einem Krankenhaus – egal, in welchem Zustand sie sich befindet – allein lassen? Was ihn auch dazu veranlaßt hatte, er litt ebenfalls. Vor den Schlaganfällen gab es wohl nichts, das er nicht für mich getan hätte. So sehr liebten wir uns. Ganz zu Anfang unserer Ehe und bevor Judy zur Welt kam, waren wir oft einfach glücklich darüber, beisammen zu sein, ganz gleich, ob wir am Sonntag nachmittag in Georges schwarzem Coupé ausfuhren, durch die stillen Straßen von Inwood schlenderten oder auf dem Golfplatz Bälle schlugen.

Jetzt, da auf uns Schweigen lastete, überraschte es mich, wie wenig Zuneigung ich für ihn empfand, obwohl ich ihn einst geliebt hatte. Als er da ein oder zwei Meter vor meinem Bett stand und Judy an der Hand hielt, dachte ich: *Warum kommt er ausgerechnet jetzt? Warum ist er nicht für alle Zeit weggeblieben, damit ich ihn vergessen kann?*

George schob Judy näher an mich heran, und ich begann zu weinen. Das erste, was mir an meiner Tochter auffiel, war ihre Größe. Wie sehr sie gewachsen war! Und ihr Haar war dunkelbraun geworden. Es war auch länger, als ich es in Erinnerung hatte – es reichte ihr fast bis auf die Schultern –, und sie hatte es mit einer rosa Schleife zurückgebunden. Sie trug auch ein rosafarbenes Kleid, das ich nicht kannte, mit weißen Schuhen und Socken dazu. Sie sah gesund und gut behütet aus. Sie muß jetzt fünf oder sechs Jahre alt sein, dachte ich.

George war offensichtlich nervös. Zuerst blickte er nur zu Boden und sagte nichts. Er sah auf mich herab und dann aus dem Fenster. Schließlich fing er an, Übungsschwünge mit einem imaginären Golfschläger zu machen, eine alte Angewohnheit von ihm, die mich früher schier verrückt machte. Obwohl er glaubte, ich könne ihn nicht verstehen, sprach er mit mir.

»Ja, ich arbeite jetzt in Massapequa. Dem neuen Golfclub. Ich bin dort Cheftrainer.«

Ich fragte mich, was aus seinem Job im Lawrence Country Club geworden sein mochte. Eine Weile, ich schätze, es waren zwanzig Minuten, sprach er über sein Spiel, über seine Erfolge und darüber, wer seine neuen Klienten waren. Ich dachte, wahrscheinlich hat eine dieser reichen Damen aus dem Lawrence meinen Platz eingenommen. Kein Wunder, daß niemand außer meiner Mutter ihn erwähnt hatte, seit ich erwacht war, und daß auch sie nur auf ihn geschimpft hatte.

Er hielt abermals inne und sah aus dem Fenster. Dann blickte er auf Judy herab, die mich anstarrte. Ich fühlte mich zerrissen: Ein Teil von mir war voller Liebe und Bewunderung für mein kleines Mädchen, während die andere Hälfte George verfluchte und sich fragte, wie er so verliebt in mich gewesen sein und mich dann hatte fallenlassen können, als ich ihn am meisten brauchte. Trotzdem versuchte ich, meinen Zorn nicht zu zeigen, aus Furcht, ich könne Judy erschrecken.

Die halbe Stunde, die George an meinem Bett stand, war eine emotionale Hölle. Ich wollte glücklich darüber sein, ihn zu sehen, dankbar, daß er meine Tochter mitgebracht hatte. Aber ich war so wütend und verwirrt, weil er die ganze Zeit nicht bei mir gewesen war, daß ich ihn nur verachten konnte. Mein Zorn kam aus allen Poren meiner Haut. Wenn ich ihn hätte treffen können, entweder mit Schlägen oder mit Worten, hätte ich keine Sekunde lang gezögert. Ich war jetzt vier Jahre lang bei Bewußtsein. Zuerst hatte ich geglaubt, er habe sich in eine andere Frau verliebt. Dann hatte ich noch einmal nachgedacht. Es würde schwierig sein, Judy großzuziehen und sich um seine Schwestern zu kümmern, wenn eine andere Frau da war. Ich vermutete, daß die Sache weitaus tiefer ging und es keine so einfache Erklärung gab. Vielleicht hatte ich mittlerweile nur noch so wenig Ähnlichkeit mit meinem früheren Ich, daß er es nicht ertragen konnte, mich zu sehen.

Er nahm weder meine Hand, noch versuchte er, mich zu trösten. Er übte weiter seinen Golfschwung. Ich hörte George zu, der meine Lähmung nicht zur Kenntnis zu nehmen schien und immer weiter sprach. Aus Rücksicht auf Judy versuchte ich, so still wie möglich dazuliegen und die Tränen zurückzuhalten. Zum ersten Mal, seit ich in meinem Körper gefangen war, versuchte ich mich in Anwesenheit anderer nicht zu bewegen. Ich wollte, daß Judy sich so wohl wie nur möglich fühlte. Ich dachte, wenn ich mich bewegte oder weinte, würde sie sich zurückziehen, und ich würde sie nie wiedersehen.

George hob den Arm zu einem weiteren Schlag, und ich sah, daß er seinen Ehering nicht trug. Obwohl es möglich war, daß man mir meinen Ring abgenommen hatte, damit er nicht gestohlen wurde, hatte George den seinen offensichtlich selbst abgelegt. Da wußte ich, was ich mich zu akzeptieren geweigert hatte, seit ich an jenem Tag in der Dusche festgestellt hatte, daß mein Ehering verschwunden war: George liebte mich nicht mehr. Unsere Ehe war Vergangenheit.

Ich verfiel in die schlimmste Depression meines Lebens. Wieder und wieder stellte ich mir vor, wie eine andere Frau in meinem Bett schlief. George machte noch einen Schlag in Richtung des Flurs hinter der Glaswand. Ich hätte ihn am liebsten umgebracht. Je länger er dort stand, um so eifersüchtiger und wütender wurde ich. Als ich daran dachte, wie ich meinen ersten Mann verlassen hatte, kroch plötzlich furchtbare Reue in mir hoch. Erst in diesem Augenblick, eingekreist von meiner eigenen Wut und meinem eigenen Leiden, wurde mir bewußt, wie weh ich Jim getan hatte.

George hörte auf zu üben. Er blickte auf mich herab und sah dann Judy an. Er sprach noch ein wenig über Golf und blickte dann hinaus in den Flur. Eine Krankenschwester kam herein, um nach der Frau in dem Bett gegenüber zu sehen, aber George sprach nicht mit ihr. Judy wurde langsam ungeduldig und zupfte an Georges Ärmel.

»Na, wir gehen dann besser mal«, sagte er. »Judy muß noch Hausaufgaben machen.«

Er sah sie an, und mir wurde klar, daß ich das ganze Leben meiner Tochter verpaßte. Ich wollte diejenige sein, die ihr bei den Hausaufgaben half. Ich wollte ihr zeigen, wie man das Haar flocht und welche Kleider man anzog. Sie war das schönste Kind, das ich je gesehen hatte. Einen Augenblick lang verzieh ich George. Ich konnte nur darüber staunen, daß wir zwei ein so wunderhübsches Mädchen zustande gebracht hatten.

»Judy, gib deiner Mutter einen Abschiedskuß«, sagte er.

Er hielt sie hoch, damit sie mich küssen konnte. Ihre weißen Schuhe waren makellos sauber. George hielt sie direkt über mich. Ich sah, wie ihre grünen Augen im Licht funkelten. Sie hatte immer noch ihre Milchzähne. Ich spürte ihre Lippen, die ganz sachte über meine Wange strichen. Obwohl ich mir wünschte, dieser Kuß möge ewig dauern, war er so schnell vorüber wie ein Wimpernschlag.

George setzte Judy wieder auf den Boden. Er sah mich an und warf dann einen Blick auf die Tür. Er nahm Judy an der Hand, schaute zu Boden und sagte auf Wiedersehen. Gemeinsam gingen sie hinaus in den Flur, und keiner von ihnen blickte zurück. Das war der Augenblick, in dem ich Kriegspläne schmiedete.

Am Tag nach Georges und Judys Besuch kamen zwei Schwestern ins Zimmer. »Sie hatte einen bösen Anfall von Ateminsuffizienz, aber jetzt sind ihre Lungen frei«, hörte ich eine von ihnen sagen. »Sie soll von der Intensivstation auf Station C verlegt werden.« Sie hängten mich in den Lift, hoben mich hoch und fuhren mich auf einer anderen Bahre in die Station C, Zimmer 41.

An dem Nachmittag, als ich verlegt wurde, kam eine Krankenschwester, die ich noch nie zuvor gesehen hatte, in mein Zimmer. Sie hielt einen kleinen Stock in der Hand. Mit freundlicher Stimme, aber einem sarkastischen Unterton, sagte sie: »Ich werde Ihnen nicht weh tun. Ich will nur Ihre Zähne putzen.«

Meine Zähne putzen! Das war so ungefähr die letzte meiner

Sorgen. Ich war jetzt seit mehr als vier Jahren in diesem Krankenhaus, und zum ersten Mal machte sich irgend jemand darüber Gedanken, daß Zucker meine Zähne verfaulen lassen könne! Was mir komisch erschien, war nicht nur ihre Erklärung selbst, sondern auch die Tatsache, daß diese Frau mit mir sprach. Nach der Krankenschwester, die bei meiner ersten Lungenentzündung mit mir gesprochen hatte, war dies das zweite Mal, daß jemand vom Krankenhauspersonal das Wort an mich richtete – ganz zu schweigen davon, daß jemand sich über meine Zähne Gedanken gemacht hätte. Die anderen nahmen es als selbstverständlich hin, daß ich ein Sack Moder war, dessen Zähne nie gereinigt zu werden brauchten.

»Keine Sorge, ich werde Ihnen nicht weh tun.«

Ich dachte: *Das wäre ja noch schöner. Ich liege jetzt wie viele Jahre hier, und plötzlich wollen Sie hier mein persönliches Hygieneprogramm vom Stapel lassen? Wie können Sie es wagen, das auch nur in Erwägung zu ziehen!*

Die Krankenschwester kam an mein Bett. Sie trug eine Brille und hatte eine makellos weiße Uniform an, über der sie eine durchsichtige Plastikschürze trug. In meinem Kopf überschlugen sich die verschiedenen Möglichkeiten.

Sie hielt diesen Stock, als sei er ein Messer. Ich traute der Sache nicht. Jedesmal, wenn jemand etwas tat – irgend etwas –, hatte ich Schmerzen. Lächelnd streifte sie über jede Hand einen Gummihandschuh. Dämliche Idiotin, dachte ich. Muß ihr erster Tag sein – deshalb redet sie auch mit mir.

Sie kam dicht an mich heran, und ich schrie. »Keine Angst«, sagte sie, »ich werde Ihnen nicht weh tun. Sagen Sie mir einfach Bescheid, wenn Sie Schmerzen haben.«

Während ich weiter schrie, schob sie den Stock und zwei ihrer Finger in meinen Mund. Ich werde denen allen eine Lektion erteilen, dachte ich. Und dann hörte ich eine andere Stimme in meinem Kopf sagen: »Das ist nicht nett.« *Scheiß auf nett,* dachte ich.

»Ich werde jetzt mit den Fingern Ihren Mund abtasten und Ihre Zähne überprüfen. Wenn Sie spucken müssen, lassen Sie es mich einfach wissen.«

Ich spürte ihre Finger in meinem Mund. Sie drückte meine Zunge mit dem Stock herunter, betastete meine Kiefer und fing an, gegen meine Zähne zu klopfen. Ich schätze, sie überprüfte, welche von ihnen gereinigt werden mußten, aber ich hatte keine Geduld mit ihr. Schließlich war einen Tag zuvor mein Mann dagewesen und hatte bewiesen, daß er sich nur für sein Golfspiel interessierte. Meine Tochter schien mich nicht zu kennen.

Ich wartete, bis die Krankenschwester ihre Finger tief in meinen Mund geschoben hatte. Ich spürte die Spitze des Fingers auf meiner Zunge. Sie beugte sich über mich, und ihr Gesicht war ganz nah an meinem. Das war der Augenblick, in dem ich so fest zubiß, wie ich nur konnte. *Mit diesem Biß,* dachte ich, *rechne ich mit allen ab.* Aller Zorn und Groll, den ich darüber empfand, daß meine Familie mich im Stich gelassen hatte und die Leute um mich herum mich behandelten, als sei ich weniger als ein Mensch, gingen in diesen Biß ein. Ich biß zu, aus Angst, niemals verstanden zu werden. Ich biß zu in dem Bemühen, ihr mitzuteilen, daß ich ihre Finger nicht in meinem Mund haben wollte.

Die Krankenschwester machte große Augen, riß den Mund auf und sprang von mir weg, während sie einen markerschütternden Schrei ausstieß und rief: »Sie haben mich gebissen!«

Ach wirklich, dachte ich. Sie streifte ihre Gummihandschuhe ab und lief hinaus. Ich hörte sie noch brüllen: »Die in C-41 hat mich gebissen!« Ich lächelte, zufrieden darüber, daß ich an diesem Tag etwas zustande gebracht hatte.

Damit begann meine neue Karriere – die Suche nach Mitteln und Wegen, um die Menschen darauf hinzuweisen, daß ich bei Verstand war. Wie jeder andere auch wollte ich nicht, daß die Leute irgend etwas mit mir machten, ohne mich um Erlaubnis zu fragen. Schließlich gehörte mein Körper immer noch mir.

Nicht nur im Beißen und Schreien brachte ich es zu wahrer Meisterschaft, ich lernte auch, viele direkte Formen nonverbaler Kommunikation zu benutzen. Ich lernte, mit einiger Lautstärke zu heulen, während ich mich vorbeugte und die Arme so fest wie möglich an die Brust preßte, um irgend jemanden daran zu hindern, etwas zu tun. Ich lernte, mich ganz schlaff zu machen, so daß es nicht mehr ganz so einfach war, mich auf die Seite zu drehen und irgend etwas mit mir zu machen. Wenn die Leute negativ über mich sprachen, weinte ich so heftig, daß ich sie ablenkte. Aber das Beste war mein neuer Trick: Erbrechen.

Einige Jahre vor meiner Lähmung hatte ich in der Zeitung einen Artikel gelesen, der mich zur Vegetarierin werden ließ. Es war die Geschichte eines verrückten Mannes, der seine Freundin mißbrauchte. Eines Tages tat sie etwas, das ihn in blinde Wut versetzte. Als sie an diesem Abend nach Hause kam, wartete er auf sie. Er tötete sie, zerstückelte sie methodisch und aß die einzelnen Stücke. Kaum hatte ich das gelesen, rannte ich ins Badezimmer und übergab mich. Danach wurde mir, wann immer ich an diese gräßliche Tat dachte, übel. Wenn ich nicht aufhörte, daran zu denken, erbrach ich mich.

Jetzt fand ich heraus, daß ich diese Empfindlichkeit zu meinem Vorteil nutzen konnte. Als mich das nächste Mal jemand auf eine Art berührte, die ich unangenehm fand, dachte ich an diesen Mann, der seine Freundin so brutal ermordet hatte. Und tatsächlich erbrach ich mich – direkt über den Arm einer Krankenschwester. Das war Sieg Nummer zwei.

Obwohl mein Verhalten meine Gefühle auf unmißverständliche Weise zum Ausdruck brachte, gab es Konsequenzen. Die Schwesternhelferinnen legten mir gegenüber noch größere Feindseligkeit an den Tag. Die meisten Dinge, die sie taten, waren Kleinigkeiten; so ließen sie mich zum Beispiel länger naß liegen als gewöhnlich oder kniffen mich »aus Versehen«, wenn sie meine Windel wechselten. Ich denke, sie taten es, weil sie alle glaubten, daß ich geistig nicht funktionierte und daß sie nichts zu verlieren hätten. Da ich weder für mich sprechen noch etwas aufschreiben oder mit Zeichensprache übermitteln konnte, brauchten sie keine Sorge zu haben, erwischt zu werden.

Mein Zorn war jedoch nicht konstant. Wenn er verebbte, zog ich mich an einen dunklen Ort in mir zurück, an dem nie ein Licht gesehen, nie ein Kuß gegeben wurde. Ich begann zu glauben, ich sei keiner Zuneigung würdig. Dieses Gefühl bohrte sich immer tiefer in mich hinein, bis ich mich des Lebens selbst für unwürdig fand. Dunkelheit verschlang jeden Zentimeter Raum um mich herum, bis ich nicht mehr klar sehen konnte. Ich trat in einen langen, dunklen Tunnel ein.

Eines Abends kam eine Helferin, um meine Windel zu wechseln. Abgesehen von meinen beiden schlafenden Zimmergenossinnen war niemand sonst im Raum. Sobald die Helferin den Vorhang beiseite gezogen hatte, drehte sie sich um und sah mir direkt ins Gesicht.

»Wenn Sie bei mir irgendwelchen Scheiß versuchen, zeige ich Ihnen, mit wem Sie es zu tun haben. Und glauben Sie ja nicht, ich würde es nicht tun, bloß weil Sie so ein armes, gelähmtes Ding sind. Denn ich werde es tun.« Sie sagte das auf die Art, wie einige Leute mit ihren Hunden schimpfen.

Sie ist wütend, weil sie Spätschicht hat, dachte ich. Sie will sich nicht um mich kümmern müssen.

Sie riß meine Schulter heftig zu sich hin. Ich spürte, wie der Schmerz mir die linke Seite hinunterjagte. Ich begann zu weinen.

»Wenn Sie nicht augenblicklich aufhören zu weinen und mich diese blödsinnige Arbeit tun lassen, haue ich Ihnen derart eine runter, daß Sie nicht mehr wissen, wo oben und unten ist.«

Als ich nicht aufhörte zu weinen, murmelte sie: »Blöde Ziege.« Dann hob sie die Hand und schlug mir ins Gesicht.

Ich weinte nur um so mehr.

Sie schlug mich abermals. »Jetzt hast du wenigstens einen Grund zu weinen, du Jammerlappen.«

Ich spürte, wie ich mich von der Welt ausschloß, wie ich emotional dichtmachte. Alles wurde schwarz. Es war, als würde ich in der dunklen Erde ertrinken, während die Schwesternhelferin immer mehr Dreck auf mich warf.

Sie riß die Windel unter mir weg und zog meine Beine auseinander. Sie wischte mich grob ab und befestigte dann eine neue Windel an mir. Sie saß zu stramm, und sie scheuerte auf meiner Haut. Die Helferin ignorierte mein Weinen, zog den Vorhang auf und verließ den Raum, ohne ein weiteres Wort zu sagen.

Im Traum machte ich Judy in dieser Nacht fertig, um mit ihr zum Arzt zu gehen. Ich zog ihr neue Sachen an, ein weißes Kleid mit weißen, knöchelhohen Schuhen. Immer wieder dachte ich, daß Judys Füße kleiner waren als die Füße der Puppe, mit der meine Schwester Midge spielte, als wir noch Kinder waren. Während ich sie anzog, stürmte unser schwarzer Labradorwelpe ins Zimmer und versuchte, auf mein Bett zu springen.

Im Traum trat ein anderes Bild an Stelle des ersten. Ich schloß die Tür unseres Hauses auf der Roosevelt Street. Mit Judy in den Armen ging ich zu meinem blauen Oldsmobile Cabrio. Ich setzte Judy auf den Sitz neben mir und fuhr los.

Wir waren beinahe beim Arzt angekommen, als mir ein anderer Wagen auffiel, der uns verfolgte. Ich beschleunigte das Tempo, fuhr immer schneller, aber ich konnte diesen Wagen nicht abschütteln. Judy begann zu weinen. Sie wimmerte, und ich konnte nichts anderes hören als ihre Schreie. Ich fuhr an den Straßenrand.

Als der Wagen anhielt, erschien ein Mann, den ich noch nie zuvor gesehen hatte, an meinem Fenster. Er befahl mir auszusteigen. Ich streckte den Arm aus, um Judy aufzunehmen, aber der Mann wies mich an, sie auf ihrem Platz zu lassen, und sagte: »Da, wo Sie hingehen, werden Sie sie nicht brauchen.«

Ich stieg aus dem Wagen, und er packte mich schroff am Arm. Er drückte mich an die Tür. Judy hatte das Gesicht gegen die Fensterscheibe gepreßt, es sah aus, als befände sie sich unter Wasser. Der Mann führte mich zu seinem Wagen.

»Mein Kind«, schrie ich, »wer wird sich um mein Kind kümmern!« Ich versuchte, ihn zu schlagen. Er nahm ein Seil aus der Tasche und fesselte meine Hände.

»Steigen Sie ein, Lady. Und machen Sie keine Szene.« Er stieß mich in den Wagen.

Durch die Windschutzscheibe sah ich Judys Kopf. »Bitte, lassen Sie mir mein Kind«, flehte ich ihn an, kurz bevor ich dem Griff des Mannes entglitt und zum Himmel hinaufflog.

Ich erwachte aus dem Traum. Mir wurde bewußt, daß das Weinen nicht von Judy kam, sondern von der Frau, die gerade eben in das Bett neben mir gelegt worden war.

ACHTES KAPITEL

Dich zu träumen

Die einsame Straße ging ich entlang
Einen Schwarm! Vögel sah ich
Ihre Flügel schlugen, und ich hörte
Deinen Namen, als sie von mir flohen.
Ich sah eine Rakete mit deinem Namen!
Griff hinauf und packte sie
Schob sie mir in die Tasche
Ging zurück in mein einsames Zimmer.
Der Regen fiel auf meine Fensterscheibe
Regen sang deinen Namen
Sag mir, ob ich verrückt werde
Oder einfach irrsinnig verliebt bin
In deinen Namen.

TAG UND NACHT, Winter und Sommer, die Tage verschmolzen gestaltlos miteinander. Meine Schwester und meine Mutter kamen seltener zu Besuch. Und sie wurden bei ihren Besuchen immer stiller. Wenn mein Bett angehoben wurde, sah ich ihre Gesichter, gefurcht von Kummer, als hätten sie keine andere Wahl, als zu glauben, was das Krankenhauspersonal prognostizierte: Mein Fall war hoffnungslos. Joan versuchte noch ein Weilchen länger, die Schwestern davon zu überzeugen, daß ich lebte. Aber sie erklärte meiner Mutter, daß sie an Boden verlöre und niemanden davon überzeugen könne, daß ich bei Verstand war. Sie begann sogar selbst zu glauben, ihre Scherze und die darauf folgende Veränderung meiner Mimik seien Wunschdenken gewesen.

Die Jahreszeiten glitten dahin, keine Uhr tickte, und ich wurde wie eine Matratze, auf der man einfach herumsitzen kann, von A-41 auf die Intensivstation, von D-21 nach C-32, von B-31 nach D-11 verlegt.

Eines verschneiten Nachmittags ungefähr sechs Jahre, nachdem ich aus dem Koma erwacht war, trug eine Krankenschwester mit schiefer Nase und einem fehlenden Schneidezahn ein Päckchen in mein Zimmer.

»Pampers«, murmelte sie bei sich, »eine neue Art von Windel.«

Als sie das Wort *Pampers* aussprach, lachte ich hysterisch, lachte ein lautloses, inneres Lachen, das meine Rippen erschütterte. Ich spürte die Vibration bis hinunter zu meinen Kniescheiben, den Schienbeinen, den Zehgelenken. Ich lachte aus vollem Halse darüber, so verwöhnt zu werden, in einem Haus, wo niemand sich etwas daraus machte, mich so stramm zu wickeln, daß mir die Windel im Schritt weh tat, einem Haus, wo man mich Heulsuse nannte und Duschwasser in den Schlauch in meinem Hals spritzen ließ.

Sechs Jahre lang hatte eine Hand die Kurbel gedreht, und mein Bett hatte sich erhoben, um einen weiteren lachhaften Tag zu begrüßen. Jemand rollte mich auf den Bauch, und mein Gesicht schlug an das Gitter meines Bettes. Ich wimmerte, während zwei Schwestern und ein Mann, den ich noch nie zuvor gesehen hatte, mich auf eine schwarzgepolsterte Bahre hievten, die mit einem kalten Laken bedeckt war. Ich trug ein helles Nachthemd; niemand hatte sich die Mühe gemacht, es am Hals zuzubinden. Ich rollte den Kopf von einer Seite zur anderen und bewegte die Augen. Ich wollte wissen, wohin sie mich brachten.

Sie rollten mich in einen Raum, den ich noch nie zuvor gesehen hatte, und hoben mich auf einen Tisch. Zwei Frauen stellten sich links und rechts von mir auf, und jede legte die Hände unter meine Arme. Keine der beiden sagte irgend etwas zu mir. Jemand zählte bis drei, dann versuchten die Frauen, meinen Körper in eine sitzende Position zu zwingen. Obwohl ich vor Schmerz aufschrie, beugten die Therapeutinnen meinen Rücken immer weiter vor. Sie stemmten sich gegen mich und zogen mir die Arme von der Brust weg. Meine Schultern verkrampften sich, meine Muskeln wurden starr. Sie beugten und drehten mich und streckten dann meine Beine aus, um auch die zurückzubiegen. Nachdem sie eine Minute lang gesucht hatten, bis sie meine linke Kniescheibe fanden, berührten sie sie und versuchten, sie zu bewegen. Als sie das nicht konnten, nahmen sie sich meine Hände vor und versuchten, meine Finger aufzustemmen. Ich schrie und litt furchtbare Schmerzen. Ich hoffte, ohnmächtig zu werden.

Aber der Schmerz hielt mich bei Bewußtsein. Sie versuchten, meine Beine auf und ab zu bewegen und in den Gelenken zu drehen. Dann machten sie mit meinen Knöcheln weiter und spreizten meine Zehen. Ich spürte ein Brennen in beiden Beinen. Meine Füße zeigten nach innen, zur Mitte meines Körpers hin, aber sie wollten sie gerade ausrichten. Als sie anfingen, die Füße zu drehen, wollte ich sterben.

Ich schrie, damit sie endlich aufhörten. Sie machten weiter. Sie unterhielten sich im Fachjargon miteinander. »Passiver ROM bei Pronation des Unterarms«, »Supination des Unterarms«, »Abduktion der Schulter um 30 Grad« – keiner dieser Ausdrücke ergab für mich einen Sinn.

Obwohl meine Hände straffer waren als eine gespannte Feder, versuchten die Therapeutinnen abermals, sie zu öffnen. Keine der beiden begriff, daß ich schrie, weil die Schmerzen so heftig waren. Sie bogen alle meine Finger nach hinten, einen nach dem anderen, bis sie meine linke Hand so weit hatten, daß sie sich bewegte.

»Sehen Sie«, sagte die eine zu der anderen, »Fortschritte!«

Diejenige, die das gesagt hatte, nahm einen Klemmblock und notierte etwas.

»Das reicht für heute. Bringen wir diesen tollwütigen Hund wieder in seinen Käfig.«

Drei Wochen vergingen, bevor man mir weitere »Therapie« angedeihen ließ. Eines Morgens rollte eine Krankenschwester mich im Bett auf die Seite, um mich mit einem Schwamm abzuwaschen. Als sie damit fertig war, zog sie mir ein sauberes Nachthemd an und dazu etwas, das wie eine Herrenschlafanzughose aussah.

Sie legte das Hebekissen hinter mich und zog mich hoch. Eine zweite Krankenschwester brachte einen Rollstuhl herein.

Ich begann, auf meine halbstumme Weise zu schreien, weil ich mich daran erinnerte, wie es gewesen war, als sie versucht hatten, mich drei Wochen zuvor aufrecht hinzusetzen. Dieser Stuhl ist viel steiler, als sich mein Rücken aufrichten läßt, dachte ich. Es ist unmöglich, daß sie mich da hineinbekommen.

Die Schwester, die den Stuhl herbeirollte, stellte ihn hinter mir auf. Als sie mich aus dem Hoyer-Lift heraushoben, schrie ich, damit sie aufhörten. Ich versuchte, zu ihnen durchzudringen, ihnen irgendwie zu vermitteln, daß das, was sie taten, wegen des damit verbundenen extremen Schmerzes für mich unerträglich war. Ich wollte nur, daß sie aufhörten.

Sie ließen mich zu schnell herunter, und ich wäre fast auf den Boden gefallen. Ich war hysterisch vor Angst. Daraufhin verlangsamten sie die Sache ein wenig, und ich spürte, wie ich die letzten paar Zentimeter hinuntergelassen wurde. Ich bemerkte, daß auf der Sitzfläche des Stuhls ein dünnes Polster lag, aber es war nicht genug, um den Schmerz abzuschwächen, der meinen Rücken hinunterjagte. *Wenn es einen Gott gibt, dachte ich, oder dieses Leben irgendeinen Sinn hat, bitte, laß sie aufhören.*

Sie hörten nicht auf. Die Rückenlehne war viel zu steil, und die Fußstützen verliefen parallel zum Boden. Mein Körper hatte die natürliche Neigung, der Länge nach auf dem Rücken zu liegen, weil mein Rückgrat sich einfach nicht mehr biegen ließ. Aber die Schwestern taten so, als begriffen sie das nicht. Obwohl ich weinte und versuchte, irgendeinen Teil meines Körpers zu bewegen, um den Schmerz, der meinen Rücken hinaufloderte, zu lindern, blieben die beiden Frauen unbeweglich neben mir stehen. Ich schrie, wie ich noch nie zuvor geschrien hatte. Es war der schlimmste Schmerz, den ich in meinem Leben kennengelernt hatte. Ich betete, das Bewußtsein zu verlieren.

Plötzlich, während ich wimmerte, um aus dem Stuhl herauszukommen, entdeckte ich, daß ich meine Hüften um eine Winzigkeit bewegen und meinen Rücken gerade so weit aufrichten konnte, daß ich hinunterrutschte. Auf diese Weise verringerten sich die Stellen, an denen meine Haut den Stuhl berührte. Damit linderte ich den Schmerz ein wenig, der meinen Rücken und mein Hinterteil peinigte. Ich konzentrierte mich, so gut ich konnte, und bemühte mich, meinen ganzen Körper etwa einen Zentimeter weit zu bewegen. Die Krankenschwestern standen daneben, sahen zu, wie ich weinte, mich wand und in dem Stuhl hinunterrutschte, und begriffen überhaupt nicht, daß ich mich zu bewegen versuchte, und zwar nicht aus Bosheit ihnen gegenüber, sondern um mir weitere Qualen zu ersparen. Als ich hinunterrutschte, war ich stolz – es war mir gelungen, meinen eigenen Körper zu bewegen!

Als ich fast vollends aus dem Stuhl gerutscht war, verließ eine der Schwestern den Raum. Sie kam mit einem Arm voller Laken zurück. Dann rollten die beiden die Laken zu dicken Wülsten zusammen. Das taten sie mit vier verschiedenen Laken, dann begannen sie, meine Beine am Stuhl festzubinden. Sie schlangen ein Laken um meinen rechten Knöchel und machten einen festen Knoten. Dann banden sie mein linkes Bein auf dieselbe Weise fest. Schließlich legten sie mir eine dieser Wülste um die Taille und banden mich mit dem Rücken an dem Stuhl fest.

Als ich mich abermals vor Schmerz krümmte, blickten die beiden auf mich hinab. »Jetzt dürfte sie sich eigentlich nicht mehr bewegen können«, sagte eine von ihnen, kurz bevor sie mich in die Haupthalle hinausrollte.

Selbst an dem Stuhl festgebunden, war ich in der Lage, mit den Hüften zu wackeln und den Rücken weit genug zurückzuwölben, um Zentimeter für Zentimeter hinunterzurutschen. Als die Krankenschwestern das sahen, stürzte eine von ihnen auf mich zu und nannte mich vor allen anderen Leuten in der Halle eine »bösartige Hexe« und rollte mich wieder in mein Zimmer. Trotz des Schmerzes lächelte ich bei mir: Ich hatte eine Möglichkeit gefunden, meinen Körper zu bewegen.

In dieser Nacht war ich so niedergeschlagen, daß ich mir das Leben nehmen wollte. Wenn ich nach einem Messer hätte greifen oder zum Fenster hätte hinkriechen können, um es zu öffnen, wenn ich eine Spritze hätte halten und mit Strychnin füllen können, hätte ich nicht gezögert.

Ich hatte drei Kissen, ein kleines, das auf zwei größeren lag. Wenn sie mich für die Nacht hinlegten, ordneten sie die Kissen so, daß das kleine über den beiden anderen lag. Es lagen einige Stunden zwischen dem Zeitpunkt, zu dem die Krankenschwestern glaubten, ich werde einschlafen, und Mitternacht, wenn sie ihre Runden machten und jedem Patienten mit einer Taschenlampe ins Gesicht leuchteten. Ich beschloß, mich an die Arbeit zu machen, sobald sie das Licht ausknipsten: Ich wollte das kleine Kissen über mein Gesicht schieben, den Atem anhalten und versuchen, mich zu ersticken.

Ich versuchte es, aber was ich auch tat, ich konnte einfach nicht alles gleichzeitig zudecken – Nase, Mund und den Schlauch in meiner Kehle. Der Schlauch machte meine Bemühungen immer wieder zunichte, indem er Luft in meine Kehle eindringen ließ, auch wenn ich den Atem anhielt. Es gelang mir fast, mein Gesicht mit dem Kissen zuzudecken, aber der Schlauch stand zu weit vor. Ich konnte seine Öffnung nicht bedecken. Die Kissen waren schließlich schweißdurchnäßt, und jeder Versuch, mich zu erstikken, frustrierte mich noch mehr. Ganz gleich, wie lange ich den Atem anhielt, dieses Loch ließ mich nicht sterben.

Während ich zutiefst niedergeschlagen in der Dunkelheit lag, erschien Grandma Horwat ein zweites Mal. Anders als zuvor konnte ich nur ihr Gesicht und ihre stechenden Augen sehen. Diese Augen sahen mich genauso an wie in jener Nacht, als sie am Flußufer gestanden und mir die Hand hingehalten hatte.

»Komm, Julie«, sagte sie mit derselben melodischen Stimme, »komm zu Nana.«

Ich sah zu, wie ihre Lippen diese Worte formten. Ich wollte ihre Hand nehmen und ihr in ein Land ohne Schmerzen folgen – »Himmel« pflegte sie es zu nennen. Aber in dieser Vision hatte ich keine körperliche Gestalt. Ich konnte sie hören, und ich war sicher, sie wußte, daß ich da war, aber mein Körper hatte keine Substanz. Ich war aus Luft gemacht.

Wie in der ersten Vision wußte Nana, was ich dachte. Sobald ich dachte: *Ich wünschte, ich wäre in dem Kohleschacht gewesen, als der Unfall passierte,* war mir klar, daß Nana begriff, worauf diese Worte sich bezogen: Vor meiner Geburt hatte es in den Kohlezechen in Pittsburgh, wo mein Vater damals arbeitete, einen Unfall gegeben. Mein wurde Vater nicht verletzt, doch starben bei dem Unglück beinahe hundert Bergarbeiter. Und obwohl ich nicht mehr an diesen Unfall gedacht hatte, seit mein Vater mir vor vielen Jahren davon erzählte, wußte Nana, daß ich ersticken wollte, wie diese Männer erstickt waren, tief in der Erde. Für mich war das die perfekte Art zu sterben, schmerzlos, schnell, ohne Mühe. Und gerade als mir dieser Gedanke durch den Kopf ging, verblaßte Nana und ließ mich in meinem dunklen Tunnel allein.

Der Morgen ist ein schwarzes Kleid, das näherkommt, und er bringt den Abschied von Grandma Horwat. Eine Frau ist ein grünes Dreieck, das durch einen Ärmel spricht.

»Hallo, Mrs. Televaro«, sagt eine Stimme, die ich nicht kenne. »Können Sie mich hören?«

Ich will die Augen schließen und weiterträumen. Obwohl sie meinen Namen falsch ausspricht, läßt mich die Sanftheit in dieser Stimme ihr zuhören.

Eine warme Hand berührt meine Wange. »Können Sie mich hören, Mrs. Tavalaro?« wiederholt sie, und diesmal bekommt sie auch meinen Namen richtig hin.

Langsam und mißtrauisch blicke ich auf. Ich sehe eine Frau mit einem schmalen Gesicht, hohen Wangenknochen, freundlichen braunen Augen und hellbraunem Haar, das ihr über die Schultern fällt. Jetzt wird mir auch klar, daß ich sie schon fünf- oder sechsmal gesehen habe, als sie jenseits der Glaswand durch den Flur ging.

»Ich bin Arlene Kraat von der Sprachtherapie. Wir wollen mal sehen, ob Sie sprechen können.«

Sie hält inne, und ich spüre, daß ich einen Traum erlebe, einen Traum, der damit enden wird, daß ich als die Närrin dastehen werde, während die Heldin sich abwendet und durch die Tür geht.

»Können Sie die Augen schließen, Mrs. Tavalaro?«

Diese Worte sind ein Schock, der mich in die Realität zurückreißt. Das ist kein Traum: Jemand spricht *mit mir.* Ich schließe die Augen. Ich öffne sie und sehe Arlenes Gesicht.

»Können Sie zweimal blinzeln?«

Ich tue es.

Stille füllt den Raum zwischen uns. Ihr Gesicht zeigt Schock und Trauer und Glück gleichzeitig. In den vergangenen sechs Jahren war niemand auf die Idee gekommen, mir diese einfachen Fragen zu stellen.

»In Ordnung, Mrs. Tavalaro. Ich möchte, daß Sie mit Augenbewegungen antworten. Können Sie die Augen nach oben bewegen, so?« Sie rollt die Augen zur Stirn hoch.

Ich beobachte sie dabei. Dann spüre ich, wie mein Geist sich mit einer schnellen Bewegung meiner Augen aus den Ozeantiefen des Schmerzes erhebt. Zum ersten Mal seit sechs Jahren fühle ich mich wie ein ganzer Mensch.

»Hervorragend«, sagt Arlene. »So, jetzt möchte ich Ihnen eine Frage stellen, Mrs. Tavalaro. Um zu antworten, bewegen Sie die Augen nach oben für *ja* und nach unten für *nein*.«

Um zu zeigen, daß ich sie verstehe, hebe ich den Blick.

»Genau. Gut. Welches ist der erste Buchstabe Ihres Namens?«

Sie beginnt, das Alphabet aufzusagen. Als sie zu »J« kommt, blicke ich nach oben.

Arlene lächelt, lächelt so breit, daß ich zum ersten Mal, seit Joanie vor fast sechs Jahren die Krankenschwester angeschrien hat, Hoffnung schöpfe. Obwohl es vielleicht zu nichts führen würde, beschließe ich, ihr zu vertrauen.

Sie greift mit den Händen jeweils in eine Tasche ihres weißen Kittels. Dann zieht sie die Hände wieder heraus und streckt sie mir hin. In jeder Hand liegt ein kleiner Gegenstand.

»Julia, welches dieser beiden Dinge ist besser zum Schreiben geeignet?« Sie sieht mich jetzt aufmerksam an, als könne sie genausowenig wie ich glauben, daß das passiert. Sie wiederholt ihre Frage.

Ich kenne die Antwort, aber das Wort *Julia* ist mir in die Knochen gefahren. Sein Klang rollt durch meine Gedanken wie eine rote Pflaume, die in einen Metalleimer fällt.

Ich sehe ihr abermals ins Gesicht. Sie hält die Malkreide hoch, die sie in der linken Hand hält. »Das hier?«

Ich blicke nach unten für *nein.*

»Das hier?« fragt sie und hebt den Bleistift hoch.

Ich blicke nach oben für *ja.*

Sie lächelt über meine Antwort und steckt dann die Zeichenkreide wieder in ihre linke Tasche. Mit Daumen und Zeigefinger streicht sie sich das Haar hinters Ohr. Ich höre den gleichmäßigen Rhythmus ihres Atems. Sie hebt abermals den Bleistift.

Ich blicke abermals nach oben.

Sie nimmt einen Klemmblock und schreibt mit dem Bleistift etwas auf. Als sie fertig ist, greift sie in ihre Tasche und nimmt eine winzige Taschenlampe heraus. »Ich würde hiermit gern Ihren Mund und Ihren Hals untersuchen. Vielleicht kann ich Ihnen helfen, sich mitzuteilen. Sind Sie damit einverstanden, Julia?«

Ich hebe den Blick für *ja* und kann kaum fassen, daß jemand um Erlaubnis fragt, bevor er etwas mit mir macht.

Arlene, die in der einen Hand die Taschenlampe hält, legt die andere auf meine Stirn, beugt sich über mich und tastet dann sanft meinen Hals ab. Ihre Hand fühlt sich warm an und scheint keine Eile zu haben. Alles an ihr – ihre Haltung, als sie sich vorbeugt und mit der Taschenlampe in meinen Hals leuchtet, ihre verständnisvoll klingende Stimme, ihr Lächeln – weist darauf hin, daß es ihr wichtig ist, mein Leben besser zu machen. Kein einziges Mal behandelt sie mich anders als gleichberechtigt. Ich spüre meinerseits Sorge um sie und fühle mich ihr verwandt, als sei sie meine Schwester.

»Versuchen Sie, ›Hallo‹ zu sagen, Julia.«

Ich bemühe mich so sehr, daß es weh tut. Trotzdem gelingt es mir nicht, mehr hervorzubringen als ein gedämpftes Stöhnen.

»In Ordnung«, sagte Arlene und schreibt etwas auf den Klemmblock. Das Geräusch ihres Bleistifts, der über das Papier kratzt, beruhigt mich.

Es ist Wirklichkeit! denke ich. Sie wird etwas tun, um mir zu helfen.

Sie steckt die Taschenlampe wieder in ihre Tasche und sieht mir dann direkt in die Augen. »Wie würde es Ihnen gefallen, wieder richtiges Essen zu sich nehmen zu können und Telefongespräche von Ihren Eltern zu bekommen? Wie würde es Ihnen gefallen, zu sprechen?«

Ich sehe sie an, als hätte sie den Verstand verloren. Trotzdem bin ich hoffnungsvoll. Vielleicht kann Arlene etwas tun, das es mir ermöglicht, wieder zu sprechen. Da sie mich mit Freundlichkeit behandelt, fühle ich mich zum ersten Mal seit Jahren wie ein Mensch.

Nachdem ich einen Augenblick lang darüber nachgedacht habe, was sie gerade gesagt hat, werde ich ganz aufgeregt. Ich denke daran, wie schrecklich gern ich einen Teller Lasagne verschlingen oder einen großen Wodka Collins trinken würde. Ich denke daran, wie schrecklich gern ich den nächsten Menschen anbrüllen möchte, der mich »Bienenkönigin« nennt oder Wasser in das Loch in meinem Hals kippt. Ich sonne mich in der Vorstellung, meinen Mann zu einem Besuch einzuladen, damit ich ihn fragen kann, warum er mich im Stich gelassen hat. Ich denke darüber nach, wie gern ich die entsprechenden Behörden über die Mißhandlungen in Kenntnis setzen würde, die jene an mir begangen haben, die mein Leben in ihren Händen halten. Ich lächle über die endlosen Möglichkeiten.

Arlene erwidert mein Lächeln. »Das war ziemlich viel für einen Tag, meinen Sie nicht auch, Julia?«

Ich blicke nach unten für *nein.*

Sie lacht.

»Klar, daß Sie begeistert sind. Ich bewundere Ihren Schneid. Wie würde es Ihnen gefallen, wenn ich mit den Leitern der Sprachtherapie und der Beschäftigungstherapie spräche, damit wir Sie in ein aktives Behandlungsprogramm hineinbekommen?«

Ohne zu zögern, hebe ich den Blick.

»Zuerst müssen wir weitere Untersuchungen anstellen«, fährt Arlene fort, während sie einen Terminkalender zur Hand nimmt. Sie schreibt etwas hinein, und ich beobachte ihre Finger, wie sie den Bleistift halten. »Ich werde feststellen, ob wir nicht dafür sorgen können, daß Sie an einigen Krankenhausaktivitäten teilnehmen.«

Ich blicke nach oben, um meine Zustimmung zum Ausdruck zu bringen.

»Schön, Sie kennenzulernen, Julia. Wir sehen uns bei der Beschäftigungstherapie.«

NEUNTES KAPITEL

Wunsch

Ich wünschte, ich könnte wieder laufen.
Ich wünschte, ich könnte deine Hand in meine nehmen
denn deine Hand ist meine. Ich wünschte
ich könnte deinen Körper an meinen drücken
nur für kurze Zeit, damit wir zwei wären
die einer werden, und wir könnten uns etwas wünschen.

ALS EINE WOCHE SPÄTER eine Krankenschwester den Rollstuhl in mein Zimmer schob, vergaß ich all meine Wünsche, zur Beschäftigungstherapie zu gehen. Ich bekam Panik. Die Erinnerung an den Tag, an dem man mich an einen Stuhl gefesselt hatte, überflutete mich, und ich hatte Angst vor den Schmerzen. Zwei Schwestern ließen den Hoyer-Lift über mir baumeln, hängten das Polster hinter mich und zogen mich in die Luft hoch. Ohne mehr zu wissen als das, was ich mit angehört hatte, wurde ich auf den Sitz heruntergelassen und mit sechs Laken festgebunden.

Die Schmerzen waren grauenvoll. Ich begann zu schreien, aber es kam kaum ein Laut über meine Lippen. Jemand sagte: »Sehen Sie, sie fängt schon wieder an. Wie sollen wir bloß mit der fertig werden?« Als ein Sanitäter mich zum Aufzug schob und wir hin aufglitten, hielt mich nur eines davon ab, das Bewußtsein zu verlieren: die Erkenntnis, daß dies der Tag war, an dem ich Arlene sehen würde.

Man brachte mich in denselben Raum, in dem die beiden Therapeutinnen einen Monat zuvor meine Arme und Beine gereckt hatten. Als ich das begriff, brach etwas in mir zusammen. Hatte Arlene mich belogen? Während ich über diese Frage nachdachte, verfiel ich in ein tiefes Wimmern, das nur als ein winziger Heulton hörbar wurde. *Wenn sie das getan hat,* dachte ich, *werde ich nie wieder jemandem vertrauen.*

Der Sanitäter schob mich in den großen Raum, in dem sich einige Leute versammelt hatten. Ich dachte, sie würden mich jetzt losbinden, mich auf einen der niedrigen Tische rollen und wieder anfangen, meinen Körper zu verdrehen. Ich begann so hysterisch zu weinen, daß die Leute aufhörten zu reden. Es kehrte Stille ein.

Ich dachte: *Wo ist Arlene?* Da ich sie nicht sehen konnte, wurde ich noch hysterischer. Wie an dem Tag, an dem sie mich in die Halle gerollt hatten, versuchte ich, mich in dem Stuhl hinunterzuschieben. Ich spürte, wie sich zuerst die Laken um meine Füße und meine Taille herum lockerten und dann die, die meine streichholzdünnen Arme hielten. Ich hob den Kopf, so hoch ich konnte. Ich bog mich weiter auf dem Stuhl zurück und dachte, wenn ich mich nur genug bewegte, würden sie mich nicht festhalten können. Mein Hals war so gespannt wie das Seil, das wir benutzten, um über dem Hook Creek zu schaukeln, und als ich den Kopf nach vorn warf, daß sich mir alles vor Augen drehte, wurde plötzlich Arlenes Gesicht sichtbar.

Während ich geschrien hatte und in dem Rollstuhl hinuntergerutscht war, hatte ich gar nicht gemerkt, daß sie am anderen Ende des Raumes stand. Jetzt sprach sie mit einer dunkelhaarigen Frau. Die beiden kamen auf mich zu. Arlene legte mir die Hände auf die Schultern.

»Es ist alles gut, Julia, wir sind hier, um Ihnen zu helfen«, sagte sie und bückte sich, um mir in die Augen zu sehen.

Diese Worte beruhigten mich. Obwohl ich nicht aufhörte zu weinen, weil der Schmerz durch den unteren Teil meines Rückens pulsierte, überzeugten mich Arlenes Berührung und der tröstende Klang ihrer Stimme davon, daß man sich um mich kümmern würde.

Da ich so schreckliche Schmerzen hatte, stellte Arlene mich der dunkelhaarigen Frau nicht vor. Sie war ein Stück kleiner als Arlene und trug eine safranfarbene Bluse. Ihr jugendliches Gesicht wurde von langem, braunem Haar umrahmt. Wenn sie sprach, hatte ihre Stimme einen genauso freundlichen Klang wie die Arlenes.

»Vielleicht ist sie wundgelegen«, hörte ich sie sagen.

»Ja«, pflichtete Arlene ihr bei. »Es könnte aber auch die gerade Rückenlehne sein. Ich glaube nicht, daß sich ihr Rücken so weit vorbeugen läßt.«

»Ich würde vorschlagen, daß wir zuerst feststellen, ob sie irgendwelche wunden Stellen hat«, sagte die dunkelhaarige Frau.

Durch die Tränen, die mir über die Wangen liefen, sah ich Arlene nicken. Die andere Frau stellte sich vor mich hin, wo ich ihr Gesicht sehen konnte.

»Hallo, Julia«, sagte sie mit leiser Stimme, »ich bin Joyce Sabari von der Beschäftigungstherapie. Arlene hat mir von Ihnen erzählt, vor allem, was für eine Kämpferin Sie sind. Ich weiß, daß Sie im Augenblick Schmerzen haben, und ich würde gern Ihren Rücken untersuchen, um zu sehen, ob wir feststellen können, was die Beschwerden verursacht. Wundgelegene Stellen könnten ein Faktor sein. Wenn dem so ist, sollte man sich sofort darum kümmern. Würden Sie mir erlauben, Sie in ein Untersuchungszimmer zu schieben, damit ich Sie untersuchen kann, Julia?«

Ihre Worte zogen mich aus meinem Gefängnis des Schmerzes. Ich hob den Blick.

»Gut. Dann fangen wir am besten gleich an.«

Als sie mich in den hinteren Teil des Raumes schob, wo Vorhänge eine gewisse Ungestörtheit ermöglichten, fragte Joyce mich, ob ich einen Wundschmerz in meinem Rücken spüre. Obwohl es schwer war, zwischen dem allgemeinen Schmerz, der jeden einzelnen Knochen quälte, und einem örtlich begrenzten Schmerz zu unterscheiden, wartete ich, bis sie sich vor meinen Stuhl gestellt hatte. Dann blickte ich nach oben.

Joyce teilte die Vorhänge und schob mich in eine kleine Kabine. Darin befand sich ein niedriger Tisch. Sie schloß die Vorhänge hinter uns.

»Ich weiß, wie hart das für Sie sein muß, Julia. Sie kennen mich nicht einmal, und da suche ich jetzt nach wunden Stellen an Ihrem Rücken.«

Sie rief eine Assistentin herbei, die den Hoyer-Lift bringen sollte und dann Joyce half, die Laken aufzubinden und mich auf den Tisch zu heben. Als ich aus dem Stuhl herausgehoben wurde, ließ der Schmerz augenblicklich etwas nach. Ich hörte auf zu weinen.

»Ich wette, so ist es schon besser«, sagte Joyce. Sie strich mir einige Haarsträhnen aus dem Gesicht.

»Als nächstes werden wir Sie auf die Seite rollen, in Ordnung?«

Ich sah nach oben.

Nachdem sie mich umgedreht hatten, dankte Joyce der Assistentin. Sie zog die Vorhänge zu.

»Ich werde ganz vorsichtig sein, Julia«, sagte sie, als sie ein paar Gummihandschuhe überstreifte. »Ich werde Ihnen nicht weh tun.«

Sie hob das blaue Nachthemd von meinem Rücken hoch, und ich spürte die Luft auf meiner Haut als willkommene Erlösung.

Einen Augenblick lang sagte Joyce nichts. Ich spürte, wie sie mit den Fingern sachte über meinen Rücken strich.

»Oh, mein Gott«, rief sie plötzlich. »Das ist ja schrecklich! Kein Wunder, daß Sie Schmerzen haben, Julia. Sie haben offene Stellen von der Mitte des Rückens an bis hinunter zu den Schenkeln.«

Ich stellte mir die Haut vor, wundgerieben, rot wie die Hände meiner Mutter, die in kaltem Wasser auf einem Waschbrett Kleider gewaschen hatte.

»Diese Wunden sind nicht nur schmerzhaft«, fuhr Joyce fort, »sondern können auch zu anderen Gesundheitsproblemen führen. Ich würde vorschlagen, daß wir die Oberschwester und den behandelnden Arzt auf Ihrer Station verständigen. Sie werden Sie mit entsprechenden Medikamenten behandeln. Aber bevor wir das tun, habe ich etwas für Sie, das vielleicht hilft.«

Sie ging hinaus in den Hauptraum. Als sie mit einer anderen Therapeutin zurückkehrte, hatte sie ein Kissen in den Händen. Ich wurde in den Hoyer-Lift gehoben. Bevor man mich jedoch wieder auf den Rollstuhl setzte, legte Joyce das ringförmige Kissen auf die Sitzfläche.

»Dieses Kissen ist aus Gummi«, erklärte sie mir. »Es ist mit Luft gefüllt, wie ein Ballon. Ich werde den Schwestern Anweisung geben, es Ihnen unterzulegen, wann immer Sie in einem Rollstuhl oder in Ihrem Bett sitzen. Es wird den Druck auf Ihrer Haut ein wenig mildern.«

Ich blickte nach oben und wurde dann wieder auf den Stuhl zurückgesetzt, das Gummikissen unter mir. Von Anfang an half es, den Schmerz auf ein erträgliches Maß zu reduzieren. Von diesem Augenblick an stand Joyce bei mir in höchstem Ansehen, gleich neben Arlene, die vor mich hintrat, als die Vorhänge zurückgezogen wurden.

»Julia ist drauf und dran, Druckgeschwüre zu entwickeln«, erklärte Joyce ihr. »Ich werde mich sofort mit ihrer Oberschwester in Verbindung setzen.«

»Während Sie das erledigen, würde ich gern etwas anderes tun«, schlug Arlene vor. »Hätten Sie etwas dagegen, wenn ich Sie auf die andere Seite des Zimmers schieben würde, Julia?«

Ich sah hinunter.

»Gut«, sagte sie, während Joyce den Raum verließ. »Ist es unbequem für Sie, wenn Sie so hinunterblicken?«

Ich blickte auf.

»In diesem Falle könnten wir doch vereinbaren, daß Sie weiter wie bisher nach oben sehen, wenn Sie *ja* sagen wollen. Für *nein* blicken Sie einfach geradeaus. Wäre Ihnen das recht?«

Ich sah nach oben.

»Während Joyce einen Termin für Sie macht, werde ich gern etwas Ähnliches tun wie das, was wir neulich in Ihrem Zimmer gemacht haben.«

Ich bemerkte, daß sich einige Leute um mich herum versammelt hatten.

»Sehr schön. Also, ich möchte Ihren Hals und Ihren Kopf abtasten, wenn Sie zu nicken versuchen. Darf ich Ihren Kopf vorsichtig festhalten und sehen, wie weit Sie ihn bewegen können?«

Ich blickte auf.

Arlene bewegte meinen Kopf auf und ab und dann von einer Seite zur anderen. Es tat mir nicht weh. Ich konnte den Kopf genausoweit bewegen wie vor einer Woche, als sie in meinem Zimmer gewesen war, etwa acht bis zehn Zentimeter nach rechts und fünf Zentimeter nach links.

»Gut, Julia. Jetzt versuchen Sie bitte, diese Bewegung allein zu machen. Versuchen Sie zuerst ein Nicken für ja.«

Beinahe unmerklich bewegte ich den Kopf auf und ab. Arlene sah mich voller Zufriedenheit an. Mir wurde klar, daß sie mich um etwas gebeten hatte, worum mich noch niemand zuvor gebeten hatte: eine spezielle Handlung auszuführen. Und ich hatte vor den anderen Menschen im Raum reagiert und damit bewiesen, daß ich verstand, was Arlene von mir verlangte.

Ich hatte meine erste Prüfung bestanden. Arlene wußte das. Als sie lächelte, zog sich ein Hoffnungsstrahl quer über das Loch in meinem Herzen. Mit dieser einfachen Geste, dem Nicken meines Kopfes, durchbrach ich die Kommunikationsschranke.

»Können Sie den Kopf in den Nacken legen, so daß Sie zur Decke blicken?«

Ich tat das und konnte nicht nur die Decke sehen, sondern die Umrisse eines Menschen, der hinter mir stand.

Arlene dachte einen Augenblick lang nach. Ich konnte sehen, daß sie eine Idee hatte. Sie betrachtete mich; ihr Gesicht war ausdruckslos, aber ich spürte, daß ihr etwas durch den Kopf ging.

Plötzlich sagte sie: »Sehen Sie!« und zeigte mit dem Finger nach links. »Da kommen Ihre Eltern!«

Was zum Teufel redet sie da, dachte ich, während ich mich abmühte, meinen Kopf zu drehen. Da war niemand – nur eine Wand. Ich sah sie an. Entweder ist sie verrückt, oder ich bin es. Vielleicht will sie sich über mich lustig machen.

Ich war verletzt und ein wenig wütend. Arlene lächelte nicht. Mit unbewegter Miene sah sie mich an. Sie zeigte mit dem Finger nach rechts. »Sehen Sie sich diesen attraktiven Mann an!«

Als ich den Kopf nach rechts wandte, war da nichts als eine weitere Wand.

Ich sah Arlene an, und ihre Züge drückten Mitleid aus. Sie lächelte. Ich begriff, daß sie meine Fähigkeit, zu verstehen und auf Anweisungen zu reagieren, auf die Probe gestellt hatte. Ich wußte nicht, was die Mienen der anderen Leute in diesem Augenblick preisgaben. Trotz des Schmerzes verrauchte meine Wut. Ich hatte zuviel damit zu tun, meinen Sieg auszukosten.

Arlene berührte mich an der Schulter. »Meine Glückwünsche, Julia. Sie haben das extrem gut gemacht. Es tut mir leid, daß ich das tun mußte. Also, ich würde Ihnen jetzt gern eine andere Frage stellen. Wollen wir feststellen, ob die Ärzte den Schlauch aus Ihrer Nase nehmen können, damit Sie wieder normal essen können?«

Ich hob den Blick so hoch, daß ich mir praktisch den Hals brach.

»Das scheint mir ein ziemlich kräftiges Ja zu sein, Julia«, lachte Arlene. »Ich will mal sehen, was sich da tun läßt. Und noch etwas: Waren Sie gern in der Lage, Fragen zu stellen und den Leuten mitteilen, was Sie denken?«

Ich nickte aus Leibeskräften.

»Dann hätte ich da einen Apparat, den ich Ihnen irgendwann gern zeigen möchte.«

Die Tür des Raumes öffnete sich, und Joyce kam wieder herein.

»Es ist alles vereinbart. Morgen früh wird ein Arzt Julias wunde Stellen untersuchen.«

Arlene nickte. »Ich habe Julia gerade von dem tragbaren Drukker erzählt.«

»Sobald das Problem mit den Geschwüren aus der Welt geschafft ist, möchten wir Ihnen einige neue Gerätschaften zeigen. Sie sind vermutlich eine der ersten, die dieses Kommunikationsmittel überhaupt benutzen werden.«

Sie sagte genau das Richtige. Ich machte mir im Geiste eine Notiz, daß ich, mit welchen Hindernissen ich dabei auch konfrontiert würde, alles ausprobieren würde, was diese beiden Frauen mir anboten.

»Aber das Wichtigste zuerst«, sagte Joyce, vernünftig wie immer. »Wir bringen Sie jetzt wieder zurück in Ihr Zimmer und ins Bett, damit Sie in eine bequeme Lage kommen.«

Joyce schob mich aus der Beschäftigungstherapie und in die Haupthalle hinein. Ich verspürte eine gewaltige Dankbarkeit sowohl ihr als auch Arlene gegenüber für alles, was die beiden taten, um mir zu helfen. Das Problem war, ich konnte mich nicht richtig bei ihnen bedanken. Ich hatte immer noch keine Möglichkeit, anderen meine Gedanken zu übermitteln. Ich konnte nur nach oben blicken und darauf bauen, daß sie in dieser Geste die Bedeutung des Dankes erkannten.

Wegen des Kissens, das Joyce mir gegeben hatte, waren meine Schmerzen nicht mehr so unerträglich. Ich konnte die Welt um mich herum wahrnehmen. Ich sah meine Beine unter mir, die, parallel zum Boden, in den offenen Fußstützen des Stuhls ruhten. Es war ein Wunder, aufrecht zu sitzen, durch einen Korridor bewegt zu werden, in dem Menschen umhergingen und sprachen, miteinander in Kontakt traten, einander zunickten, lächelten und lachten, einander gut zuredeten und beim Vornamen nannten. Es sind also nicht alle Leute hier stumm oder verrückt, dachte ich. Und sie sind auch nicht alle vollkommen gelähmt.

Was für eine Freude es war, sich durch Raum zu bewegen, Luftzug auf meinem Gesicht zu fühlen, aufrecht zu sitzen und wach zu sein, diesen wundervollen Mann anzusehen, der die Räder seines Rollstuhls bediente, mit Armen, kräftig genug, um sie um einen Baum zu schlingen. Eine schwarze Frau mit einer Decke über den Stummeln, wo früher ihre Beine gewesen waren, erinnerte mich an Mrs. Anderson von der John Street. Ihre Decke ließ mich an die Decken denken, die meine Schwester Midge früher zu Weihnachten für irgendwelche Verwandten gestrickt hatte.

»Viele Leute sind wegen angeborener Behinderungen nach Goldwater gekommen – und einige von ihnen sind wegen Krankheiten hier, die sie sich erst später zugezogen haben, wie Multipler Sklerose oder Alzheimer«, erklärte mir Joyce. »Wieder andere hatten verschiedene Arten von Unfällen – Schußverletzungen,

Autounfälle –, schlimme Dinge wie diese. Und andere hatten, wie in Ihrem Falle, Schlaganfälle.«

Obwohl ich immer noch keine konkrete Vorstellung davon hatte, was das Wort *Schlaganfall* bedeutete, brachte ich es mit dem in Zusammenhang, das meine Mutter an jenem Tag vor so langer Zeit gesagt hatte – *Blutung* –, und ich kam zu der Überlegung, daß dieses Wort mit einer Blutung in meinem Gehirn zusammenhängen müsse. Trotzdem konnte ich klar denken. Ich fragte mich warum.

Den ganzen Weg zurück zur Station schien die Welt zum ersten Mal, seit ich aus dem Koma erwacht war, nicht auf dem Kopf zu stehen. Ich betrachtete die verschiedenen Rollstühle, die die Leute durch die Flure steuerten. Einige waren aus Metall, andere aus Holz. Eine kleine blonde Frau rollte ihren Stuhl mit den Armen vorwärts. Als wir an ihr vorbeikamen, wandte ich den Kopf nach ihr um.

»Hallo, Ann«, sagte Joyce. Die Frau sah Joyce an und lächelte. Dann rollte sie ihren Stuhl an uns vorbei.

»Man geht jetzt davon aus, daß Ann und andere, die sich in einer ähnlichen Zwangslage befinden, schon bald in der Lage sein werden, besondere Vorrichtungen zu benutzen, um sich fortzubewegen. Stellen Sie sich vor, an sonnigen Tagen hinausgehen zu können, ohne jemanden darum bitten zu müssen. Das ist möglich. Aber nur, wenn Sie einen Rollstuhl haben. Ich weiß, es klingt verrückt für Sie, aber ich habe jüngst von einem Rollstuhl gehört, der dadurch bedient werden kann, daß man auf einen Schalter drückt. Jetzt, da Sie bewiesen haben, daß Sie den Kopf bewegen können, gelingt es Arlene und mir vielleicht, einen Schalter für Ihre Bedürfnisse umzugestalten. Wenn Sie den benutzen könnten, bestände die Möglichkeit, daß Sie mit einem motorisierten Rollstuhl fahren lernen.«

Ich dachte an mein blaues Auto und begriff, daß Joyce recht hatte: Ein Rollstuhl war möglicherweise die einzige Möglichkeit, wie ich mich wieder bewegen konnte. Das einzige, was mich zögern ließ, waren die Schmerzen, die ich hatte, sobald ich in einem Rollstuhl saß. Wie sollte Joyce einen Rollstuhl finden, in dem ich bequem sitzen konnte, um diese Ausflüge ins Freie zu verwirklichen?

»Zumindest würden Sie die Station, auf der Sie liegen, zu sehen bekommen und das, was außerhalb der vier Wände Ihres Zimmers ist.«

Während der restlichen Rückfahrt stellte ich mir vor, in meinem eigenen Stuhl zu sitzen, das Krankenhaus zu verlassen und die Sonne am Fluß zu genießen, herauszufinden, wo ich war und welchen Platz ich hier einnahm.

Als wir die Schwelle zur Station D überquerten, hielten zwei Krankenschwestern in ihrem Gespräch inne. Ich blickte ihnen direkt ins Gesicht.

»Hallo«, sagte Joyce. »Mrs. Tavalaro hat ein neues Sitzkissen. Würden Sie es ihr bitte bei allen Gelegenheiten unterlegen? Auf diese Weise können ihre Geschwüre am Rücken besser abheilen.«

Die Schwestern sahen mich an und nickten.

»Und wären Sie wohl so freundlich, Julia wieder ins Bett zu legen? Wir wollen doch nicht, daß der Rollstuhl diese Wunden noch verschlimmert.«

Sie sah mich an und lächelte. »Bis bald, Julia.«

Ich blickte nach oben, voller Freude.

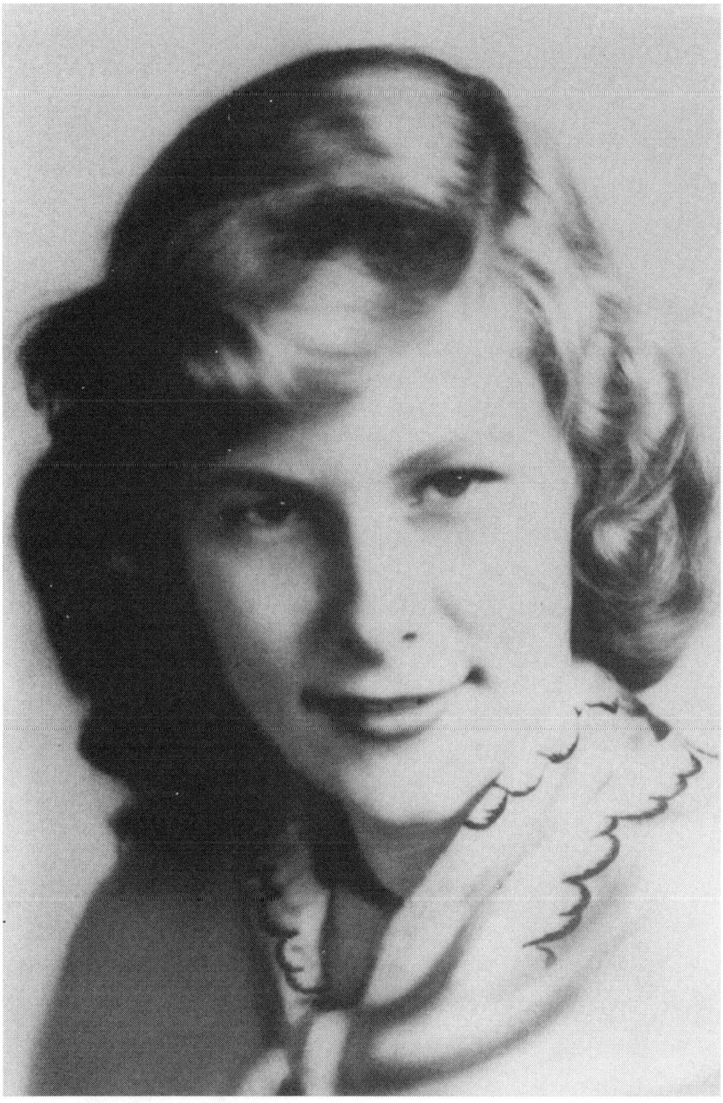

Julia 1952 als Siebzehnjährige. (Foto: privat.)

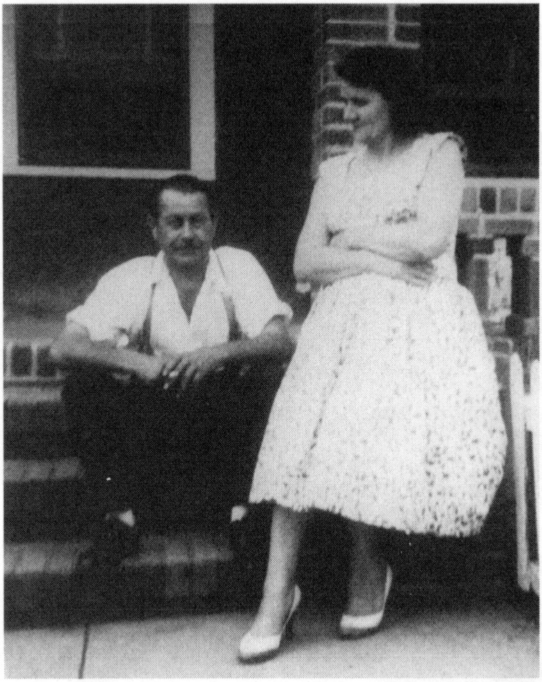

Julias Eltern, Joseph und Mary Horwat, 1942 vor ihrem Haus auf der John Street in Inwood, Long Island. (Foto: privat.)

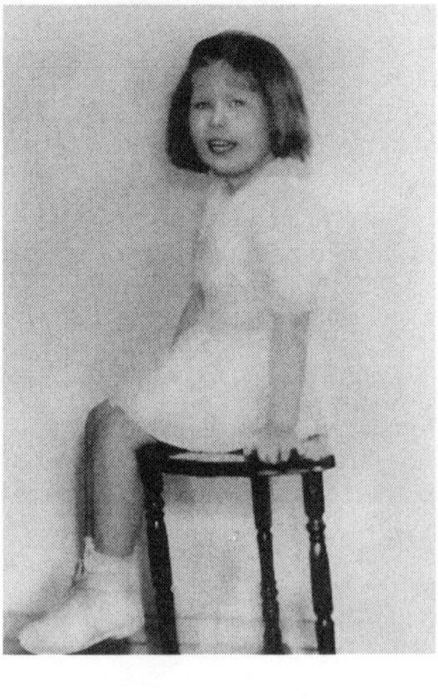

Julia im Alter von vier Jahren (1939). (Foto: Stella Horwat.)

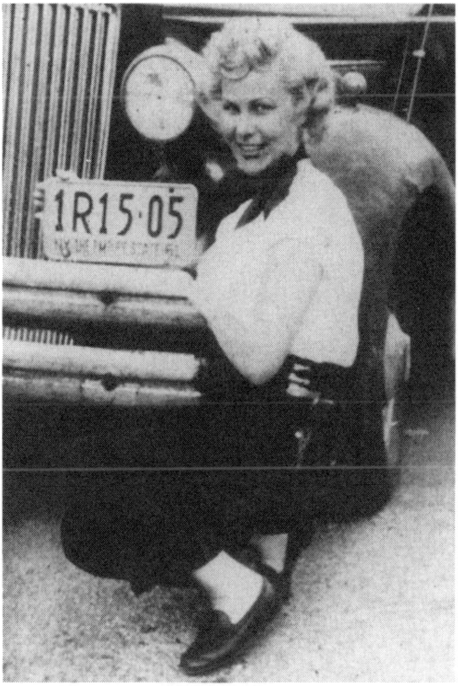

Julia mit dem 1930er Packard ihres Vaters. (Foto: Joan Bennettson.)

In Roaches Beach (1955). (Foto: Joseph Horwat.)

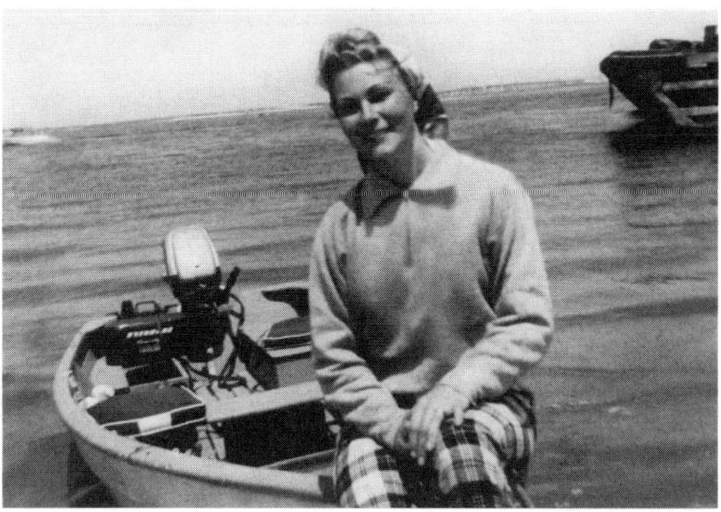

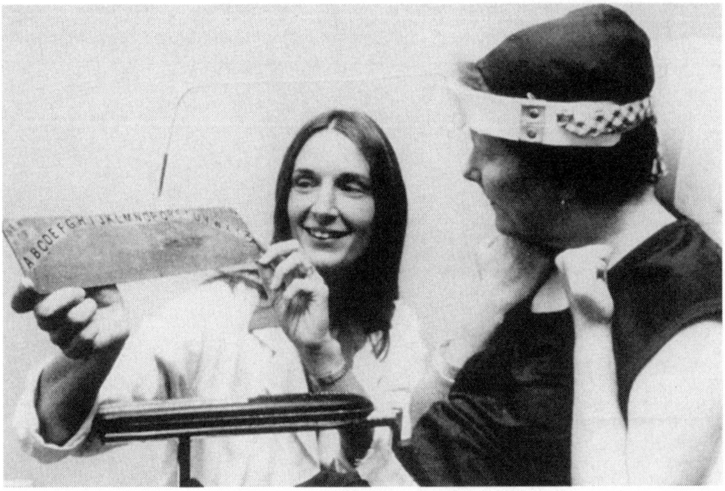

Nachdem Arlene Kraat entdeckte, daß Julia bei Bewußtsein ist, zeigt sie ihr, wie sie mit Hilfe einer eigens für sie entworfenen Buchstabentafel kommunizieren kann. (Foto: Joyce Sabari.)

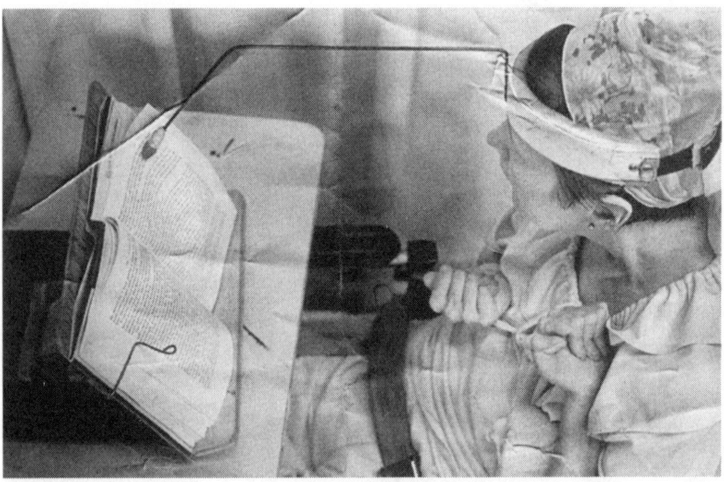

Julia liest unter Benutzung des von Joyce Sabari entwickelten Kopfzeigers in der Bibliothek des Goldwater-Hospitals ein Buch. (Foto: mit freundlicher Genehmigung von Arlene Kraut.)

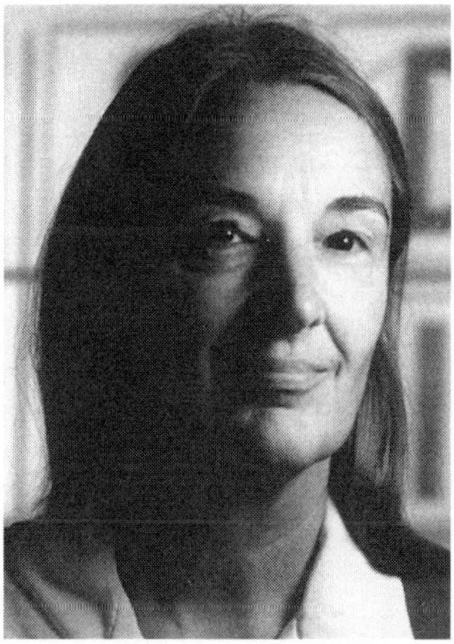

Arlene im Jahr 1995. Sie hat mit ihrer Arbeit auf dem Gebiet hilfsmittelunterstützter Kommunikation internationale Anerkennung errungen. (Foto: Gary Friedman. © Los Angeles Times.)

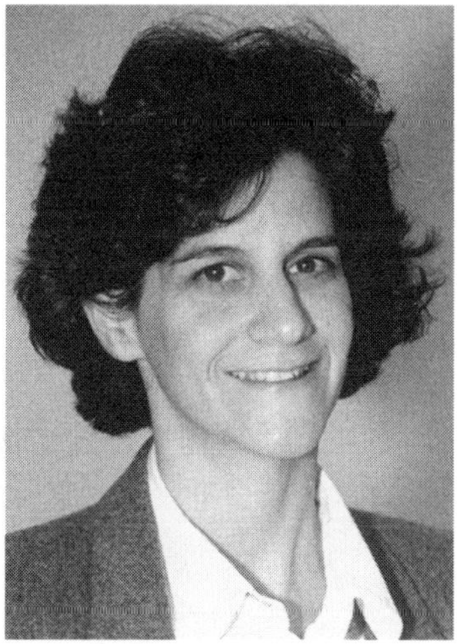

Joyce Sabari 1996. (Foto: mit freundlicher Genehmigung von Joyce Sabari.)

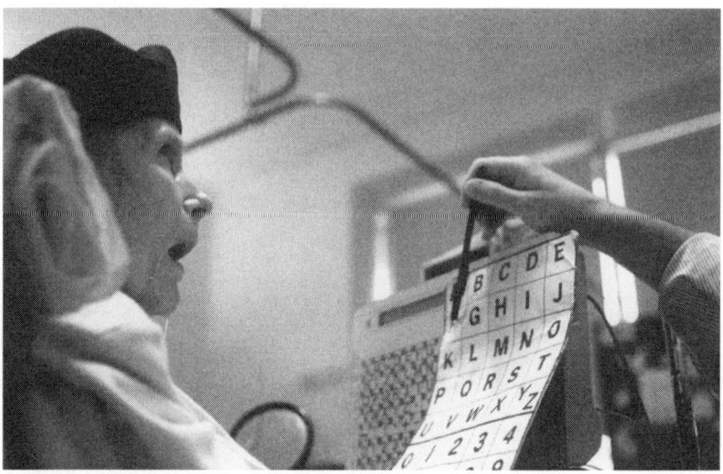

Julia blickt nach oben, um ein Wort zu buchstabieren. (Foto: Gary Friedman. © Los Angeles Times.)

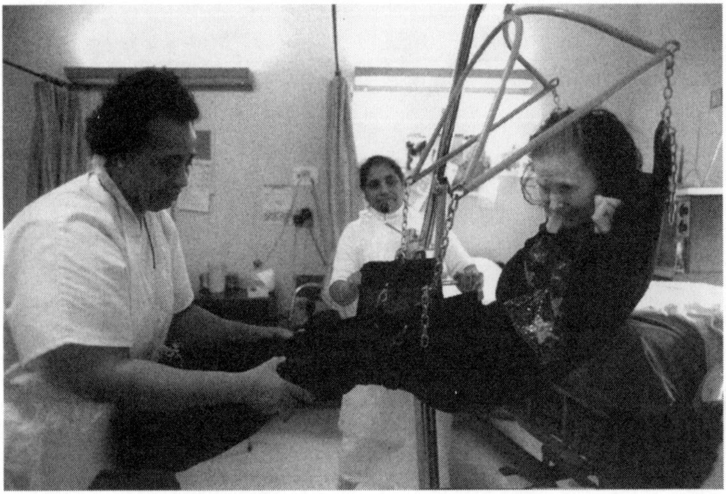

Zwei Hilfspflegerinnen auf Station A setzen Julia mit Hilfe eines Hoyer-Lifts in ihren Rollstuhl. (Foto: Gary Friedman. © Los Angeles Times.)

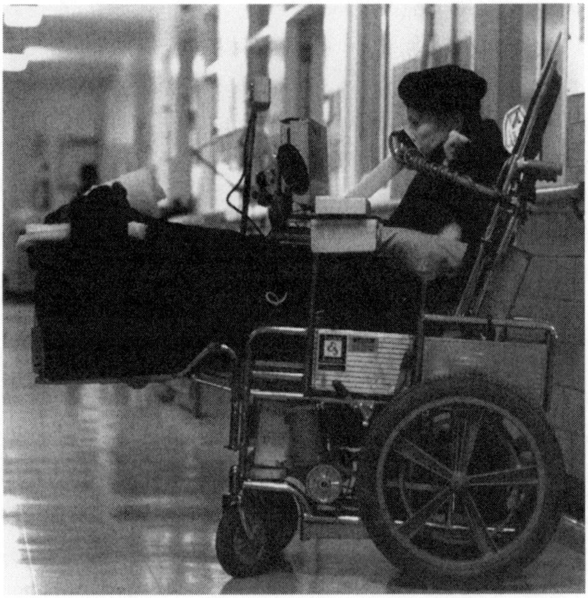

Julia lenkt ihren Rollstuhl durch die Gänge des Goldwater-Hospitals. (Foto: Gary Friedman. © Los Angeles Times.)

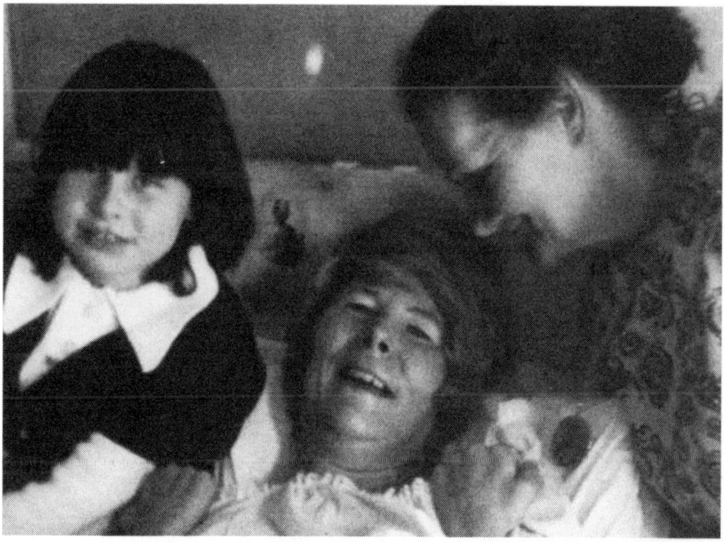

Die zehnjährige Judy und Julias Mutter machen Julia 1975 während eines Besuchs auf Station C zurecht. (Foto: Linda Tropiano.)

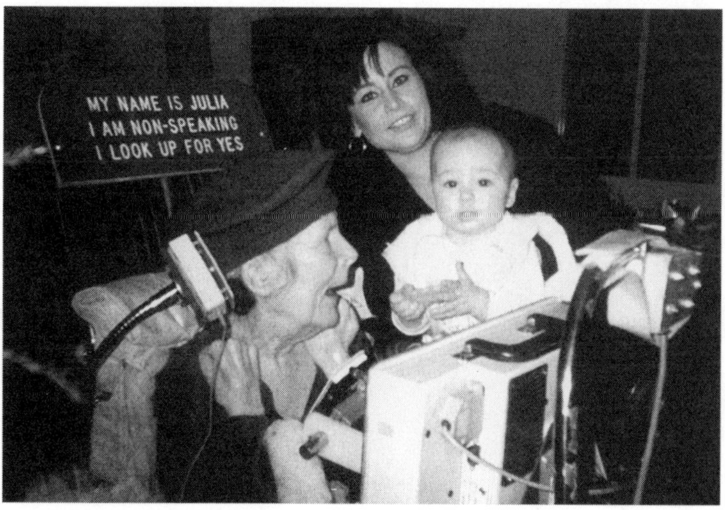
MY NAME IS JULIA
I AM NON-SPEAKING
I LOOK UP FOR YES

Judy überrascht Julia im Dezember 1995 mit ihrem Enkelsohn Harrison. (Foto: privat.)

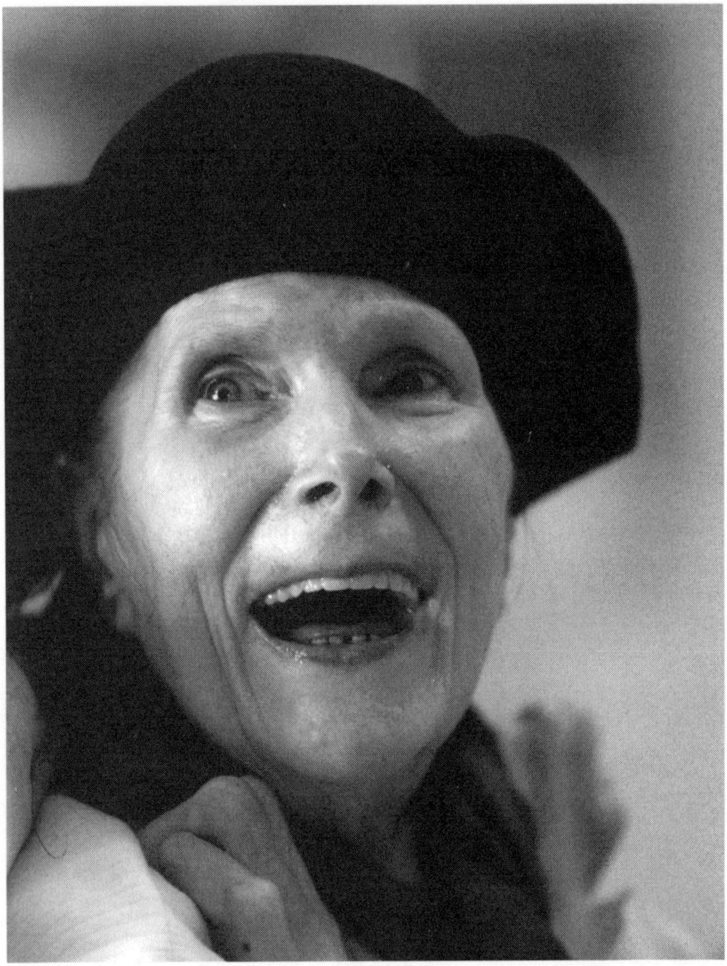

Gelächter. (Foto: Gary Friedman. © Los Angeles Times.)

ZEHNTES KAPITEL

Gesicht im Spiegel

Ich trieb dahin
Auf den halb gefrorenen Wassern
Einer sagenumwobenen See, schwebte
Auf & ab
Ab & auf
Bis

Ich sank
Auf den Grund des Ozeans.
Plötzlich
Waren über mir die gefrorenen Wasser
Eingeschlossen in Feuer
Ja Feuer
Es schloß mich ein
Heißer Dampf verbrannte meine Haut
Ich schrie dagegen an
Die gefrorenen Wasser
Wurden zum folternden Rot
Zu den roten Wassern des Meeres
Ich blickte auf
& sah mich.

BINNEN EINER WOCHE nach meiner ersten Begegnung mit Joyce kam jemand in mein Zimmer und hängte ein Schild über mein Bett:

Julia Tavalaro versteht alles, was Sie sagen.

Ich dachte, nun würde mein Leben sich ändern, nun würden die Menschen aufhören, mich zu mißhandeln. Ich glaubte auch, daß jemand vom Krankenhaus meiner Familie die gute Nachricht übermitteln würde und daß ich wieder besucht würde. Ich fragte mich, wie alt Judy wohl sein mochte, und vermutete, daß sie knapp acht sein mußte. Ich fragte mich, wie meine Mutter und mein Vater zurechtkamen, und stellte mir vor, wie glücklich sie über die Nachricht sein mußten, daß ich begriff, was um mich herum vorging. Obwohl es vergebens zu sein schien, hoffte ich immer noch, daß sie mich nach Hause holen würden.

Voller Nervosität wartete ich jeden Tag darauf, daß sie in der Tür erschienen, aber erst drei Wochen, nachdem das Schild über meinem Bett aufgehängt worden war, kam jemand von meiner Familie zu Besuch. Meine Mutter kam allein; sie trug ein rosafarbenes Kleid und hatte eine weiße Handtasche dabei. Ihr Haar war wirr, und sie sah unglücklich aus. Sie schlüpfte leise in mein Zimmer und kam an mein Bett.

»Meine Kleine«, sagte sie. »Mein geliebtes Mädchen. Joanie und ich, wir wußten beide, daß du die ganze Zeit über wach warst. Wie eine Frau weiß, daß sie schwanger ist, wußte ich es, ohne irgendwelche Ärzte fragen zu müssen. O moj boze, ich wußte es, aber ich konnte nichts tun.«

Sie strich sich das graue Haar aus den Augen und wischte sich eine Träne von der Wange.

»Du mußt mir verzeihen, mein geliebtes Mädchen. Und deinem Vater auch. Wir haben kaum eine Nacht geschlafen, seit du das Bewußtsein verloren hast. Ich habe Tag und Nacht gebetet, daß Gott dich beschützen und bewahren möge. Das ist alles, was ich tun konnte, Julie.«

Sie streckte die Hand nach mir aus und berührte mich an der Wange. Dann beugte sie sich vor und legte ihr Gesicht an meines, und ich konnte die Tränen nicht zurückhalten. Als sie meine Schultern losließ und den Kopf hob, sah ich ihre feuchten Wangen und die Flecken, die meine eigenen Tränen auf ihrem Kleid hinterlassen hatten. Ich wollte, daß sie mir sagte, wie es Judy ging und wann sie mich würde nach Hause holen können. Aber nachdem sie aufgestanden war, sagte sie nur mit nervös tastenden Händen, daß sie versucht habe, George dazu zu bewegen, mit Judy zu Besuch zu kommen.

»Dieser Mann, ich sage es dir! Er erwähnt dem kleinen Mädchen gegenüber nicht einmal deinen Namen. Ich fürchte, sie wächst in dem Glauben auf, Mae sei ihre richtige Mutter.«

Obwohl ich es gewöhnt war, die Hitze des Zorns in mir aufwallen zu spüren, glaubte ich, mein Kopf würde vor Wut explodieren, als meine Mutter mir das sagte. Mehr denn je wünschte ich mir, aus dem Bett herauszukommen, nach Hause zu eilen und Judy von ihrem Vater wegzuholen. Ich wünschte mir, sie in den Arm nehmen und ihr sagen zu können, daß ich sie immer lieben würde, ganz gleich, wie mein Zustand ist. Aber ich hatte immer noch keine Möglichkeit, meiner Mutter all das zu erklären. Und ich hatte auch keine Möglichkeit, dem Ärger Luft zu machen, der sich in all diesen Jahren in mir aufgebaut und meinen Verstand bedroht hatte.

Abermals streckte Mutter die Hand nach meinem Gesicht aus und legte sie auf meine Wange. »Ich liebe dich, Julie.« Dann trat sie, als könne sie dem Schmerz meines Zustands nicht länger ins Auge sehen, ans Fenster und blickte hinaus. Einige Sekunden verstrichen, bevor sie sich wieder zu mir umdrehte. Ich dachte, sie würde sich einen Stuhl herbeiholen und für eine Weile neben meinem Bett sitzen, aber sie preßte sich die Handtasche in die Armbeuge, kam wieder zu meinem Bett zurück, blickte auf mich herab und sagte, sie könne nicht lange bleiben, werde aber bald wiederkommen. »Ich versuche, Judy mitzubringen«, sagte sie, während sie sich über mich beugte, um mich auf die Stirn zu küssen. »Ich werd's versuchen.«

Der Besuch meiner Mutter machte mich sehr wütend. Da hatte man nun gerade festgestellt, daß ich bei Bewußtsein war, und sie konnte nicht einmal lange genug bleiben, um mir zu erzählen, wie es allen ging. Sie dachte nicht darüber nach, was ich vielleicht gern wissen wollte, zum Beispiel Judys Alter oder was Joanie machte; und sie erzählte mir auch nicht, wer sie über meinen Zustand informiert hatte, obwohl ich überlegte, daß es höchstwahrscheinlich Arlene gewesen war. Mutter schien von einem Schuldgefühl niedergedrückt zu werden, das so schwer auf ihr lastete, daß sie es nicht ertrug, längere Zeit mit mir in einem Raum zu sein. Was eigentlich eine Feier hätte werden sollen, an der alle Mitglieder meiner Familie teilnahmen – angefangen von George und Judy bis hin zu Joanies kleinen Kindern – bekam einen bitteren Beigeschmack. Selbst nachdem nun alle wußten, daß ich ein denkendes menschliches Wesen bin, ignorierte meine Familie mich immer noch. Ich spürte, daß ihre Reaktion auf die Neuigkeit, daß ich bei Bewußtsein war, darin bestand, mich im Bett liegen zu lassen, isoliert, allein und voller Sehnsucht nach Gesellschaft.

Ich würde auch gern berichten, meine Pfleger hätten mich jetzt endlich mit etwas mehr Anstand behandelt. Aber auch das war nicht der Fall. Obwohl sie zur Kenntnis nahmen, daß ich mitbekam, was um mich herum vorging, änderte sich an der Qualität meiner Pflege in jenen ersten Monaten nach Arlenes Entdeckung kaum etwas. Ich gewisser Weise wurde es noch schlimmer, weshalb ich mich frage, ob diese Leute überhaupt wollten, daß ich bei Verstand war.

Zu den positiven Dingen, die geschahen, nachdem das Schild

über meinem Bett aufgehängt worden war, zählte der Besuch eines Arztes und einer Krankenschwester, die eines Tages in mein Zimmer kamen, um den Schlauch in meinem Hals zu entfernen. Als sie zu mir kamen, befragte der Arzt die Krankenschwester. »Haben Sie irgendeine Veränderung im Verhalten dieser Patientin bemerkt?«

»Nein«, erwiderte die Schwester, »dasselbe wie immer. Aber die von der Sprachtherapie haben vor einer Weile jemanden hergeschickt, um sie zu untersuchen – Sie wissen schon, die Große. Und dann haben sie sie vor kurzem in die Beschäftigungstherapie heraufgeholt, und eine andere Therapeutin hat sie zurückgebracht. Sie hat uns ein Schmetterlingskissen gegeben, das wir ihr unterschieben sollen, wenn sie im Bett ist. Die da oben glauben, sie wäre bei Bewußtsein.«

»Sie haben um die Entfernung des Schlauchs für die Nahrung gebeten«, warf der Arzt ein. »Sie meinen, die Patientin möchte ihn gern entfernt haben.«

»Das möchte ich doch ernsthaft bezweifeln, wo sie nicht mal sprechen kann. Und wie soll sie überhaupt essen? Sie lebt jetzt schon von nichts als Flüssigkeit.«

»Sie glauben, sie würde auf Umweltreize angemessen reagieren.«

Die Schwester blickte auf mich herab. Sie beugte sich vor und wedelte mit der offenen Hand vor meinem Gesicht herum. »Sehen Sie sie doch an«, sagte sie zu dem Arzt, »sieht so das Gesicht eines Menschen aus, der denken kann?«

Der Arzt zuckte die Achseln. »Die von der Sprachtherapie sagt, sie würde mit Augenbewegungen reagieren.«

Die Krankenschwester hörte auf, die Hand zu bewegen, und trat einen Schritt von meinem Bett zurück. Sie blickte zur Wand und sah das Schild.

»›Julia Tavalaro versteht alles, was Sie sagen‹«, las sie laut vor. »Wer hat das dahingehängt?«

Der Arzt blickte ebenfalls zu dem Schild auf. Er ging hastig um das Bett herum und griff nach dem Schlauch in meinem linken Nasenloch. Er wackelte daran, als wolle er feststellen, wie leicht er sich herausziehen ließ. Ich hatte beinahe vergessen, wie es war, ohne diesen Schlauch zu atmen, und was für ein Gefühl es war, wieder Nahrung zu mir zu nehmen.

»Holen Sie mir etwas Alkohol«, wies er die Krankenschwester an, die daraufhin das Zimmer verließ und mit einer Plastikflasche zurückkehrte. Sie befeuchtete ein Stückchen Baumwolle mit dem Alkohol und blieb neben dem Arzt stehen, während dieser den Schlauch aus meiner Nase zog. Als er herauskam, verspürte ich einen kurzen Schmerz, gefolgt von willkommener Erleichterung und heißer Freude.

»Sie muß eine halbflüssige Diät erhalten«, sagte der Arzt. »Verzichten Sie auf klare Flüssigkeiten, damit jede Aspiration vermieden wird. Medikamente sollten mit halbflüssigen Dingen vermischt werden – Apfelmus oder Pudding.«

»Und ich schätze, ich habe die ehrenvolle Aufgabe, da den Anfang zu machen, hm?«

»Scheint Ihr Glückstag zu sein. Ich gehe jetzt auf Station A. Heute nachmittag komme ich noch einmal her, um sie mir anzusehen.«

Als der Arzt ging, fragte ich mich, was auf Station A wohl sein mochte. Da ich auf dieser Station noch nie gewesen war, dachte ich, daß dort vielleicht die Leute untergebracht waren, die noch teilweise funktionierten. Wenn ja, verfügten die Leute, die dort lebten, vielleicht über ein wenig mehr Unabhängigkeit. Jetzt, da ich offiziell bei Bewußtsein war, wollte ich eine Möglichkeit finden, dorthin umzuziehen.

Die Schwester hob mein Bett an und brachte mich in eine aufrechte Position. Sie legte mir ein Laken flach auf die Brust und wickelte es um meinen Hals. Aus Angst begann ich zu weinen; das Laken erinnerte mich immer noch an den Tag, an dem man mich an einen Rollstuhl festgebunden hatte. »Was heulst du denn, Mädchen. Und was denkst du überhaupt, wer du bist, Bienenkönigin?« Sie sah mir voll ins Gesicht. »Wir haben uns also verstanden, wie? Also, wenn du so klug bist, sag mir doch, wo du jetzt bist?« Sie zeigte mit dem Finger zur Decke. »Meinst du, du bist gestorben und wärst jetzt im Himmel, oder was?« fragte sie und hielt den Finger dabei immer noch steif in die Höhe.

Ich blickte in die Richtung ihres Fingers und dachte, was für eine dumme Frage. Sie öffnete ein Tablett auf dem Tisch neben meinem Bett und gerade, als ich den stechenden Geruch von etwas wahrnahm, das mich an gefüllten Kohl erinnerte, kam Joyce herein.

»Hallo, Julia. Wie geht es Ihnen heute?« Sie hatte eine kleine, weiße Schale bei sich. Ich sah erst sie an, dann die Krankenschwester.

»Ich sehe, man hat den Schlauch entfernt. Ich wette, das fühlt sich schon viel besser an. Und«, sagte sie und blickte dabei zu der Wand hinter meinem Bett auf, »jemand hat Ihr Schild aufgehängt.«

Der Krankenschwester war der Unterkiefer aufgeklappt.

»Wollen Sie damit sagen, sie versteht Sie?«

»Ja, Ma'am«, antwortete Joyce. »Nach den Ergebnissen der Sprachtherapie und der Beschäftigungstherapie scheint es zuzutreffen, daß Mrs. Tavalaro versteht, was um sie herum vorgeht.«

»Na, da soll mich doch...«, flusterte die Krankenschwester kaum hörbar. »Wir dachten alle, sie wäre hirntot.«

»Das ist anscheinend nicht der Fall«, konterte Joyce. »Mrs. Tavalaro versteht und wird hoffentlich eines Tages in der Lage sein, mit Ihnen zu kommunizieren.«

»Kommunizieren? Sie meinen reden?« fragte die Krankenschwester und zog die Augenbrauen hoch.

»Die Sprachtherapie untersucht Julia immer noch, um festzustellen, ob sie die Fähigkeiten hat, ein Gerät zu benutzen, mit dem sie tippen könnte, was sie sagen will. Für den Augenblick hebt sie den Blick, um eine positive Antwort auf irgendwelche Fragen zu geben, nicht wahr, Julia?«

Ich sah die Krankenschwester an und hob den Blick, so hoch ich konnte.

»Na, da soll mich doch ... Ich hatte ja keine Ahnung. Und die anderen Schwesternhelferinnen auch nicht.« Kopfschüttelnd ging sie zur Tür. »Ich werd's mal den anderen erzählen.« In der Tür drehte sie sich noch einmal zu einem letzten Blick in meine Richtung um. »Da soll mich doch...«

Joyce holte sich den Stuhl der Schwester heran und setzte sich neben mich. »Ich schätze, das ist das erste Mal, daß jemand begreift, daß Sie alles mitbekommen.«

Ich blickte nach oben.

»Das muß ein ganz schöner persönlicher Sieg für Sie sein.«

Ich sah nachdrücklich zur Decke.

»Ich habe Ihnen etwas mitgebracht. Mögen Sie Wackelpudding? Oder Himbeerpudding?«

Ich lächelte innerlich und dachte daran, daß Mom früher immer gesagt hatte, Wackelpudding sei in der Zubereitung das einfachste Dessert auf der Welt.

»Wollen Sie mal etwas probieren? Ich habe Ihnen einen Löffel mitgebracht.«

Ich hob den Blick und dachte daran, wie viele Male ich mich nach meinen Lieblingsspeisen gesehnt hatte, seit ich aus dem Koma erwacht war. Ich hatte solches Verlangen nach fester Nahrung, daß ich, wenn ich im Bett lag und einzuschlafen versuchte, mir einen mit einem Leinentuch gedeckten Tisch vorstellte mit Porzellantellern, auf denen sich das Essen türmte: einer nur für Früchte – reife Orangen, Pfirsiche, Birnen, Pflaumen und Kirschen; einer mit Salat und den Käsesorten, die mir das Wasser im Mund zusammenlaufen ließen – Cheddar, Roquefort, Parmesan und Schweizer Käse; eine Schüssel mit Makkaroni und Käse neben der, aus der die Spaghetti mit Tomatensauce schier überquollen. Natürlich gab es kein Fleisch, aber es gelang mir, eine Auswahl verschiedener gebackener Fische auf den Tisch zu bringen, Hummer mit Unmengen Butter und dazu eine Muschelterrine. Auch mit dem Nachtisch knauserte ich nicht; vor allem gab es Erdbeerkuchen und deutschen Schokoladenkuchen. Den Schluß bildete dann ein silbernes Tablett mit Godiva-Pralinen.

Während jener Nächte, in denen ich dalag und von Essen träumte, hatte ich das Gefühl, gestrandet zu sein, ausgedörrt und verhungert in der Wüste. Und jetzt, als Joyce mir das Laken bis zum Kinn hochzog, war ich zurück in der Zivilisation und wurde von dieser freundlichen Frau gefüttert, die mich mit Wackelpudding überrascht hatte. Obwohl Wackelpudding nicht auf der Liste meiner besonderen Lieblingsspeisen stand, war ich überglücklich, als ich zusah, wie Joyce ihn mit dem Löffel durchrührte und mir dann einen kleinen Bissen in den Mund schob. Es war ein kühler Schock von Geschmack und Aroma, der zu meinem Gaumen aufschoß. Ich kostete den süßen Geschmack der Himbeere aus, als sei dieses schlichte Dessert eine exotische Delikatesse vom anderen Ende der Welt.

»Wie ist das?« fragte Joyce.

Ich hob den Blick und lächelte bei dem Gedanken, daß ich zum ersten Mal seit mehr als sechs Jahren wieder etwas aß.

»Haben Sie etwas dagegen, wenn ich rede, während Sie essen?«

Ich blickte geradeaus für *nein*.

»Ich würde Sie gern über einige Einzelheiten des Plans informieren, den Arlene und ich gerade für Ihre Therapien ausarbeiten. Ich glaube, es ist wichtig, Ihnen soviel Kontrolle wie möglich über die Dinge zu geben.«

Ich beobachtete sie, wie sie mich mit weiterem Wackelpudding fütterte. Bis zu diesem Augenblick hatte ich nicht damit gerechnet, daß ich jemals wieder in der Lage sein würde, irgend etwas in meinem Leben zu kontrollieren.

»Zunächst einmal – wissen Sie eigentlich, was Beschäftigungstherapie ist?«

Ich blickte geradeaus.

»Für den Anfang folgendes: Bei der Beschäftigungstherapie geht es darum, was wir alle – Sie, Arlene, das Pflegepersonal und ich selbst – gemeinsam tun können, um Ihre Lebensqualität zu verbessern. Selbst wenn Sie nur Hals und Augen bewegen können, sind Sie deswegen trotzdem in der Lage, selbst zu *denken*.«

Sie hielt inne und blickte durch das Fenster zur Sonne auf, die durch die Glasscheibe schien. Ich fragte mich, ob ich jemals wieder irgend etwas würde allein tun können.

»Ungewöhnlich warm dafür, daß der Frühling gerade erst angefangen hat, vor allem nach einem so harten Winter. Wie geht der Wackelpudding runter? Haben Sie irgendwelche Schwierigkeiten beim Schlucken?«

Ich blickte geradeaus. Obwohl ich sehr langsam essen mußte, war ich überaus zufrieden. Immerhin aß ich, ohne daß eine Maschine neben mir knirschte. Trotzdem fühlten mein Mund und meine Kehle sich seltsam an, so wie früher, wenn ich eine Zahnfüllung bekommen hatte. Obwohl meine Gesichtsmuskeln sich nicht taub anfühlten, hatte ich doch nicht genug Kontrolle über sie, um alles Essen im Mund zu behalten.

»Meine Aufgabe ist es, festzustellen, welche Dinge des täglichen Lebens – und damit meine ich Füttern, Waschen und medizinische Versorgung – Sie mit minimaler Hilfestellung bewerkstelligen können. Ich möchte Ihnen keine falschen Hoffnungen machen, daß Sie zum Beispiel jemals wieder werden laufen können. Und wir wissen nicht, wie das mit der Sprache klappen wird. Möglich, daß Sie wirklich lautere Geräusche hervorbringen können, wenn der Schlauch aus Ihrem Hals entfernt worden ist. Eines steht jedenfalls fest: Sie haben die Fähigkeit, den Hals zu bewegen. Das ist entscheidend. Der nächste Schritt ist jetzt, daß Sie lernen, diese Bewegung zu kontrollieren, so daß Sie einen Schalter bedienen können.«

Sie hielt inne. Der Sonnenschein berührte die roten Blumen auf ihrer rosafarbenen Bluse, und ich erinnerte mich an meinen Lieblingsschal, den mit den blauen Stiefmütterchen. Mehr denn je wünschte ich mir meine alten Kleider zurück.

»Sobald wir festgestellt haben, ob Sie in der Lage sind, einen Schalter zu benutzen, werden Arlene und ich mit Ihnen zusammen ein individuelles Programm für Sie erarbeiten.« Sie stellte die Schüssel auf den Nachttisch und drückte dann den linken Handteller auf ihre Wange. »Wir würden mit Ihnen ausarbeiten, was Sie tun können, ganz gleich, wie unbedeutend es erscheinen mag.«

Sie beugte sich dichter über mich. »Sobald wir festgestellt haben, ob Sie mit Ihren Hals- und Kopfbewegungen wirklich einen Schalter handhaben können, werden wir verschiedene Rollstühle erproben. Glücklicherweise verfügt Goldwater über hervorragendes technisches Personal. Außerdem befinden Sie sich an der Schwelle eines neuen Zeitalters, was Elektrorollstühle betrifft. Im Augenblick ist dieses Krankenhaus wahrscheinlich der beste Platz im Land, um einen motorgetriebenen Stuhl für Sie zu bekommen.«

Joyce hörte auf, mich mit Wackelpudding zu füttern. Einen Augenblick lang saßen wir schweigend da.

»Da Sie so lange still gelegen haben, ist Ihre Bewegungsfähigkeit stark eingeschränkt«, fuhr sie fort. »Eigentlich hätte jeden Tag jemand Ihnen Arme und Beine bewegen sollen. Auf diese Weise wären Ihre Glieder nicht so verkrampft. Um das zu verhindern, hätte man Sie jeden Tag bewegen müssen. Das übernimmt häufig die Familie.«

Ich begann zu weinen. Ich dachte daran, wie Joan mir erzählt hatte, daß sie und Mom meine Arme bewegt hätten. Und trotzdem waren seitdem Jahre vergangen.

»Das Positive ist, daß es hier in Goldwater jede Menge neue Geräte gibt. Auch Gymnastik kann dazu beitragen, die Muskelanspannung zu reduzieren.«

Trotz meiner Tränen fragte ich mich, wie die Anspannung in meinen Händen und Armen noch schlimmer werden konnte. Ich hatte die Unterarme bereits so fest an die Brust gepreßt, daß meine Schultern schmerzten. Meine Beine waren nutzlose Knochenstücke, die sich an den Füßen nach innen drehten.

»Arlene und ich haben uns einen vorläufigen Plan zurechtgelegt, in zwei Stufen. Als erstes müßten wir Sie aus dem Bett und in einen Rollstuhl bekommen. Darum werde ich mich kümmern. Dann wollen wir eine Möglichkeit schaffen, wie Sie mit Ihrer Umwelt kommunizieren können. Arlene wird Ihr Kommunikationsprogramm entwerfen. Zu guter Letzt möchten wir für beide Zielsetzungen die neueste Technik einsetzen – einen Rollstuhl, den Sie ohne Hilfe bedienen können, und etwas, mit dem Sie sich mit schriftlichen Mitteilungen an Ihre Umgebung wenden können, auch an die Krankenschwestern und die anderen Leute auf der Station.«

Wenn Joyce mich nicht mit todernstem Gesicht angesehen hätte, hätte ich gelacht oder geweint oder beides gleichzeitig getan. Statt dessen sah ich sie an und erblickte eine bronzefarbene Armbanduhr an ihrem Handgelenk.

Die Zeit verrann. Ich hob voller Hoffnung den Blick.

Nicht lange nach Joyce' Besuch wurde mir eine willkommene Überraschung zuteil. Meine Mutter brachte Judy und zwei von Georges Nichten zu Besuch mit. Judy war mit ihren etwa acht Jahren so groß und erwachsen, daß ich sie kaum wiedererkannte. Sie trug einen dunkelblauen Pullover mit weißen Ärmeln und einen blauen Rock. Ihr Lächeln war breit und schelmisch, ihr Haar dunkelbraun und schulterlang. Ich konnte noch immer das Gesicht des Babys erkennen, das ich in der Roosevelt Street auf dem Arm gehalten hatte. Aber da war noch ein weiteres Gesicht; das Gesicht eines heranreifenden Mädchens, das zu kennen ich mir nicht mehr so sicher sein konnte.

Mutter trug ein blauweißes, ärmelloses Kleid. Es war ein warmer Frühlingstag, und als erstes öffnete sie das Fenster. Ich sah, daß ihre Arme breiter geworden und ihre Hände mit Runzeln übersät waren. Als sie das Fenster öffnete, verkrampften sich ihre Halsmuskeln, und ich sah die vertraute und entschlossene Anstrengung in ihrem Gesicht. Obwohl sie lächelte, als sie mich ansah, las ich Kummer in den Falten um ihren Mund, Mitleid in ihren blaugrauen Augen.

Georges Nichten, Linda und Barbara, mußten im Teenageralter gewesen sein. Es schien ihnen genauso großes Unbehagen zu bereiten, hier zu sein, wie Mom und Judy. Mit den Füßen scharrend und unter unübersehbaren Seitenblicken in den Flur erzählten sie mir, sie hätten gehört, daß ich die Augen benutzen könne, um zu antworten. Ich lächelte und blickte nach oben. Wenn ich hätte sprechen können, hätte ich ihnen erzählt, wie dankbar ich für Arlenes Eingreifen sei, dafür, daß sie begriffen hatte, daß in mir noch Verstand und Leben war.

»Zur Feier des Tages«, sagte Linda, »haben wir ein paar tolle Sachen mitgebracht.« Sie hielt eine Einkaufstüte hoch und machte sich daran, verschiedene Dinge herauszuziehen. »Hier sind zwei Nachthemden, die meine Mom hinten aufgetrennt hat, damit die Krankenschwestern dich leichter anziehen können. Ein rosafarbenes und ein blaues, Tante Julie.« Sie hielt das rosafarbene vor sich. »Und hier ist etwas Make-up!« fuhr sie fort, nachdem sie das Nachthemd an das Fußende meines Bettes gelegt hatte. »Wir dachten, es würde dir vielleicht gefallen, wenn Barb und ich dich schminken.« Sie zeigte mir einen Kompaktpuder. Ich sah meine Mutter an, und sie beugte sich über mich, um ihre Wange an meine zu drücken. Von einem Ohr zum anderen grinsend sah Judy mich an. Ich dachte, wie schön es für sie wäre, mich zurechtgemacht zu sehen, mit etwas Farbe im Gesicht. Es würde sie vielleicht sogar beruhigen, wenn sie mich wie jede andere Frau zurechtgemacht sähe.

»Und hier ist Lippenstift«, sagte Barbara, die den Arm tief in die Tasche gesteckt hatte.

»Und etwas Rouge und Eyeliner«, fügte Linda hinzu. »Und das Beste von allem – wir haben dir eine blonde Perücke mitgebracht.«

Sie schwenkte die Perücke hin und her. Ein Teil von mir wünschte sich nichts sehnlicher, als wieder in alten Freuden schwelgen zu dürfen. Ich versuchte, nicht daran zu denken, wie sehr ich es vermißte, Make-up zu benutzen und in schönen Kleidern auszugehen. Ein anderer Teil von mir wollte das ganze Zeug anspucken.

»Wir dachten, wir könnten dich zurechtmachen«, sagte Barbara, »und ein paar Fotos schießen. Wäre das nicht lustig, Tante Julie?«

Mom öffnete ihre Handtasche und nahm etwas heraus. Sie beugte sich über mich und befestigte ein Bild von Jesus an meinem Bettpfosten. Sie sagte nichts. Vielleicht wegen ihrer Schuldgefühle, weil sie mich, seit ich aus dem Koma erwacht war, nicht häufiger als nur einmal im Monat hatte besuchen können. Ich wußte, daß sie sich die regelmäßigen Fahrten zum Krankenhaus wahrscheinlich nicht leisten konnte.

»Möchtest du mal die Perücke aufprobieren, Tante Julie?« fragte Barbara.

Ich zögerte. Eine blonde Perücke und vier Besucher. Könnte schlimmer sein, dachte ich. Ich könnte hier sitzen und außerstande sein zu antworten.

»Na komm schon, Tante Julie!« bat Linda. »Wir wollen einfach etwas Spaß haben und deinen Tag ein wenig aufhellen. Sieh mal, ich habe hellrosafarbenen Lippenstift mitgebracht, die Art, von der es heißt, du hättest sie früher gemocht. Und da ist noch etwas heller Lidschatten. Ich habe sogar daran gedacht, einen Spiegel mitzubringen.«

Sie griff abermals in die Tasche und hielt einen tragbaren Spiegel hoch. Er war rund und hatte hinten einen Drahtständer. Linda stellte ihn auf den Tisch neben mir. Er spiegelte Lichtstrahlen und Teile des Zimmers wider. Ich sah die Deckenlampen und einen Schimmer, der vom Fenster kam. Dann bewegte Linda den Spiegel, und ich sah mich selbst.

Eine Sekunde lang glaubte ich nicht, daß ich das sei. Es war ein Schock, mein dunkelbraunes Haar zu sehen, das früher fest und blond gebleicht gewesen war und mir jetzt wirr und ungekämmt vom Kopf hing. Ein großer Teil des Haares war ausgefallen. Ich konnte ganze Streifen meiner hellhäutigen Kopfhaut sehen. Meine Gesichtshaut war eingefallen, und auf meiner einst glatten Stirn hatten sich Furchen gebildet. Meine Lippen, einst voll und frisch, waren jetzt bleich und kaum noch erkennbar. Unter meinem Kinn sah ich die Andeutung einer ausgemergelten Hand, die aus dünnen Knochengelenken zu bestehen schien, und mit so bleichem Fleisch bedeckt war, daß es durchsichtig wirkte.

»In Ordnung, Tante Julie, ich überlasse es dir. Entscheide selbst.«

Mom trat ans Fenster. Ich sah sie an und roch feuchte Erde, den Anflug von etwas Blühendem. Ich konnte nicht umhin, immer wieder in den Spiegel zu sehen. Es war ein unglaublich seltsames Gefühl, mich selbst zu sehen und nicht zu erkennen, wer ich war. Ich wollte weinen und den Spiegel aus dem Fenster werfen, aber mir wurde klar, daß das sinnlos gewesen wäre. Irgendwie mußte ich akzeptieren, wer ich jetzt war.

Mein Gesicht verzerrte sich, als ich zu weinen begann. Judy trat noch einen Schritt weiter vom Bett zurück. Sie sah aus, als wüßte sie nicht, was sie von mir zu erwarten hatte, als könne ich jeden Augenblick irgendeinen Schaden anrichten.

Nach einigen Sekunden dachte ich: Zum Teufel damit. Ich habe seit mehr als sechs Jahren nichts mehr getan, was Spaß gemacht hat. Da hatten Linda und Barbara sich die Mühe gemacht, all das Zeug mitzubringen, um mich aufzuheitern. Ich konnte sie nicht enttäuschen – das wäre undankbar gewesen und vor allem unhöflich. Ihre Gesichter strahlten, als erwarteten sie, daß ich aufstehen und laufen oder sonst etwas Unmögliches tun würde. Mein Gesicht wurde weicher, und Judy bewegte sich auf das Bett zu. Ich sah Barbara an und blickte hoch.

»Linda, sie hat ja gesagt. Sieh doch!«

Linda sah mich an, und ich hob abermals den Blick.

Meine Nichten schritten zur Tat. Sie nahmen links und rechts von mir Aufstellung. Linda hielt den Spiegel, während Barbara die Grundierung, das Rouge und den Lidschatten auftrug. Dann tauschten sie. Linda beugte sich mit dem Augenbrauenstift über mich. Ich sah in den Spiegel und blickte hinunter, damit sie das Unterlid nachzeichnen konnte.

»Barb, sie weiß, wann sie runterschauen muß!«

Ich schaute abermals hinunter. Sie beugte sich so dicht über mich, daß ich das Make-up auf ihrem eigenen Gesicht sehen konnte.

»Sie weiß, wann sie die Augen schließen muß, damit ich das Augen-Make-up auflegen kann.«

Ich spürte, wie die Mascara aufgestrichen wurde.

»Sieh doch, Barb. Sie weiß, wann sie den Kopf bewegen muß.«

Mom zog sich den Stuhl heran und setzte sich neben mich. »Ich wußte es, Julie, und Joanie wußte es auch. Du konntest mich bei diesen Besuchen hören, an den Tagen, an denen ich an deinem Bett gesessen und geredet habe. Joanie und ich wußten es. Wir wußten es beide. Aber niemand wollte auf uns hören. Und Gott weiß, daß ich die Fahrt nicht häufiger machen konnte. Fünfzehn Dollar jedesmal allein für die Fahrkarten.«

Ich wußte, daß es tapfer von meiner Mutter war, so zu mir zu sprechen. Es ging mir durch den Kopf, daß es wahrscheinlich nur daran lag, daß sie und Joan dem Krankenhauspersonal gesagt hatten, ich sei wach; anderenfalls hätte man mir wahrscheinlich gar keine Therapie gegeben. Das war vielleicht der Grund, warum man mich das erste Mal in die Beschäftigungstherapie brachte. Ich sah ein, wie schwierig es für Eltern sein mußte, ihre Tochter in der

Blüte ihres Lebens zu verlieren. Aber ich war auch wütend, daß sie und Joan mich aufgegeben hatten, als man im Krankenhaus immer noch glaubte, ich nähme nichts wahr, und daß niemand außer Mom sich die Mühe gemacht hatte, mich zu besuchen, sobald bekannt war, daß ich bei Bewußtsein war. Wären die Rollen vertauscht gewesen, hätte ich so lange Druck ausgeübt, bis jemand begriff, daß ich es ernst meinte.

Binnen fünfundvierzig Minuten hatten sie mir ein neues rosafarbenes Nachthemd angezogen und mir genug Zeug ins Gesicht geschmiert, um eine Hure tot umfallen zu lassen. Die Perücke fühlte sich scheußlich an, wie ein gefüttertes Hundefell. Trotzdem amüsierte ich mich köstlich, weil ich daran dachte, wie Mrs. Anderson uns früher das Make-up geschenkt hatte, wie Joanie und ich die Treppe hinaufgeschlichen waren, um es vor Moms Spiegel aufzulegen.

»Wenn dein Vater dich jetzt sehen könnte!« sagte Mom und sah mich vom Fußende des Bettes aus an.

Ich lächelte ihr zu.

Barbara hielt den Spiegel so vor mich hin, daß ich mich ausgiebig betrachten konnte. Ich konnte nicht glauben, was ich sah. Selbst stark geschminkt war die Person im Spiegel für mich nicht zu erkennen. Wenn ich sie gekannt hätte, hätte sie mir leid getan. Sie bestand nur aus Haut und Knochen, einigen Zähnen, etwas eingefallenem Fleisch und unechter Farbe. Ihre Hände waren wie die eines Babys, immer zur Faust geballt. Ihr Kopf rollte von einer Seite zur anderen, und die Perücke sah schrecklich aus. Ich hatte ja keine Ahnung gehabt, wie sehr ich in sechs Jahren gealtert war. Statt Judys Mutter hätte ich ihre Großmutter sein können.

»Tante Julie, wir haben noch etwas für dich«, sagte Linda.

Sie hob eine Sofortbildkamera in die Höhe, und ich dachte daran, wie gern ich mich früher hatte fotografieren lassen. Als junge Frau war ich mir meines guten Aussehens immer gewiß. Plötzlich spürte ich einen Teil dieser Frau in mir wieder auf.

»Komm schon, Judy. Stell dich neben deine Mutter«, meinte Linda. Judy kam herüber und stellte sich auf die rechte Seite meines Bettes. Sie legte die Hand in die Nähe meines Kopfes, und ich fragte mich, wer ihr beibringen würde, was dazu gehört, eine Frau zu werden.

Mom kam herüber und stellte sich auf die andere Seite des Bettes.

Linda machte ein Foto. Plötzlich hatte ich ein gutes Gefühl bei der ganzen Sache. Zumindest würde es wenigstens ein Bild von den drei Generationen geben, meiner Mutter, mir selbst und Judy.

Barbara stopfte den Spiegel wieder in die Tüte, und als ein Mann die Tabletts mit dem Abendessen ins Zimmer brachte, verabschiedeten die drei sich. Als sie gingen, sah Judy sich noch einmal nach mir um. Barbara und Linda winkten. Mom warf mir eine Kußhand zu. Schweigend dankte ich ihnen aus tiefstem Herzen.

ELFTES KAPITEL

Gedicht im Kopf

Nimm dieses Gedicht mit heim
Lies es dir vor, nein, füttere deinen Kopf damit
Der Kopf so furchtbar gierig
Der Kopf, o so hungrig
Bitte
Nimm das Gedicht mit heim
Füttere deinen Kopf damit
Gedicht im Kopf.

NICHT LANGE NACH DEM BESUCH meiner Mutter und meiner Nichten setzte man mich in einen neuen Rollstuhl und brachte mich abermals zur Beschäftigungstherapie. Der blaue Stuhl hatte eine gewölbte Rückenlehne. Wenn ich richtig hineingesetzt wurde, konnte ich darin für längere Zeit sitzen. Die wundgelegenen Stellen an meinem Rücken waren fast verheilt, und ich hatte nicht mehr so starke Schmerzen wie bei meiner ersten Begegnung mit Joyce.

»Dieses Band«, erklärte sie mir, während sie es über meinen Kopf streifte, »ist so gemacht, daß es einen gebogenen Metallstab halten kann. Es wird Ihnen helfen, auf Buchstaben auf einer Schreibmaschine zu zeigen. Ich hoffe auch, daß der Zeiger es Ihnen ermöglichen wird, die Seiten eines Buches umzublättern. Wollen Sie das Gerät mal ausprobieren, Julia?«

Es ließe sich auch dazu benutzen, jemandem ein Auge auszustechen, dachte ich.

Joyce legte die Hände sachte auf meine Schultern. Ich sah sie an, unsicher, ob ich jemals fähig sein würde, auf Buchstaben zu zeigen oder zu lesen. Aber sie war so ermutigend, daß ich entschlossen nach oben blickte.

»Ich möchte betonen, daß diese Sache nicht immer einfach sein wird. Es wird möglicherweise Tage geben, an denen Sie so frustriert sind, daß Sie das ganze hinwerfen wollen. Aber für den Anfang ist es ein gutes Gerät, denn es trainiert Ihre Halsmuskulatur. Je weiter Sie den Kopf drehen können, um so größer werden Ihre Chancen, einen Schalter zu bedienen. Wenn Sie mit einem Schalter umgehen können, können Sie vielleicht einen motorisierten Rollstuhl beantragen.«

Sie schob den Metallstab vorne in das Kopfband. »Können Sie auf den Buchstaben *J* zeigen?«

Ich beugte mich vor. Ich sah das *J* deutlich vor mir und versuchte, den Buchstaben zu treffen. Aber ich konnte meine Kopfbewegungen, die Länge des Zeigestabs und die Tafel vor mir nicht koordinieren. Ich verfehlte die Taste.

»Gut«, sagte Joyce. »Sie sind in der Lage, die Tastatur zu berühren. Seien Sie nicht zu hart mit sich selbst. Versuchen Sie es einfach noch einmal.«

Ganz gleich, wie sehr ich mich an jenem Tag bemühte, mein Kinn wollte sich nicht zurückziehen lassen, und mein Hals wollte sich nicht weit genug recken. Ich konnte den Buchstaben *J* nicht treffen.

In derselben Woche, in der Joyce mich mit dem Kopfzeiger ausstattete, wurde ich zu Arlene in die Sprachtherapie gebracht. Es war ein bewölkter Tag. Als Arlene aufstand, um mich zu begrüßen, sah ich einen Himmel voller schwerer, dunkler Wolken im Fenster hinter ihr.

»Ich habe ein Buchstabenbrett für Sie gemacht, Julia«, sagte sie und hielt dann ein Stück Sperrholz hoch, auf dem das Alphabet aufgemalt war. Obwohl ich nicht wußte, wie ich es benutzen sollte, lächelte ich.

»Joyce erzählt, Sie hätten Ihre erste Sitzung mit dem Kopfzeiger gehabt«, sagte sie. »Ich hoffe, Sie werden in der Lage sein, ihn mit diesem Brett zusammen zu benutzen. Ich denke, das wird einfacher sein, als diese Schreibmaschinentasten zu treffen. Sie brauchen nur auf die Buchstaben zu zeigen und können auf diese Weise Wörter buchstabieren.«

Ich dachte daran, wie ungern ich immer buchstabiert hatte. In der Schule war ich dabei nie besonders gut gewesen. Obwohl ich den Klang von Wörtern liebte, fand ich immer, daß sie gesprochen statt gelesen werden sollten. Jetzt hatte ich keine andere Wahl, als zu buchstabieren, einen Buchstaben um den anderen.

»Wollen Sie es mal versuchen?«

Ich hob den Blick, und sie hielt das Brett vor mich hin.

Ich zeigte auf *W*.

»Ist das der Buchstabe *W*, Julia?«

Ich sah nach oben.

Ich betrachtete das *A* und dachte daran, wie ich immer das linke Auge geschlossen hatte, um mit einem Gewehr meines Vaters zu zielen. Ich stellte mir vor, der Buchstabe A sei eine Ente. Ich zielte und traf ihn mit dem Zeiger. So ging es weiter, bis ich den Satz buchstabiert hatte: W-A-N-N W-E-R-D-E I-C-H W-I-E-D-E-R S-P-R-E-C-H-E-N.

Arlene ließ die Tafel sinken und sah mich an. »Die Antwort auf diese Frage weiß ich nicht, Julia. Es ist möglich, daß die Schlaganfälle Ihre Sprechfähigkeit nicht vollends zerstört haben. Aber das können wir erst mit Bestimmtheit sagen, wenn der Luftröhrenschlauch herausgenommen wurde. Einige Leute gewinnen ihre Fähigkeit zu sprechen zurück, wenn der Schlauch entfernt ist. Andere können auch dann nur unzusammenhängende Laute ausstoßen. Das Problem ist, wir wissen immer noch nicht, ob Sie die Muskeln um Ihre Stimmbänder herum irgendwie kontrollieren können. Wir müssen erst versuchen, mit Hilfe von Therapie Ihre Mundmuskulatur zu stärken, bis wir erfahren, welche Laute Sie hervorbringen können.«

Ich sah das Brett an, und Arlene hielt es wieder in die Höhe.

»Möchten Sie noch etwas buchstabieren?« fragte sie.

W-A-N-N K-A-N-N E-R H-E-R-A-U-S-G-E-N-O-M-M-E-N W-E-R-D-E-N.

»Das weiß ich nicht«, meinte sie. Dann legte sie das Brett auf ihren Schreibtisch und schlug einen Aktenordner auf. »Ich habe mich um die Sache gekümmert. Dabei habe ich festgestellt, daß Ihre Krankheitsgeschichte sehr schwierig war. Einmal sind Sie auf vierundsiebzigeinhalb Pfund abgemagert. Sie haben drei schwere Lungenentzündungen überlebt und sind dem Tod mehr als einmal nur knapp entronnen.«

Sie schlug den Ordner zu und griff nach dem Buchstabenbrett. »Da Sie zu Atemwegserkrankungen neigen, werden die Ärzte den Schlauch vielleicht nicht entfernen wollen. Aber jetzt, mit Ihrer neuen Diät und der Bewegung, die wir Ihnen durch begleitende

Maßnahmen seitens der Sprach- und Beschäftigungstherapie verschaffen, wird sich Ihr Gesundheitszustand vielleicht verbessern.«

Ich hob den Blick und betrachtete die Tafel: W E L C-H-E-S J-A-H-R H-A-B-E-N W-I-R.

»1974, Julia.«

Ich begann J-U-D-Y zu buchstabieren, hatte aber plötzlich einen Kloß in der Kehle. Eine Träne fiel auf mein Krankenhausnachthemd. Ich fragte mich, wie lange ich diese Sachen noch würde tragen müssen.

»Sie wollen über Ihre Tochter reden?«

Ich machte Anstalten, nach oben zu blicken, änderte dann aber meine Meinung. Plötzlich wurde mir klar, daß ich Judy für immer verloren hatte. Sie würde nie in der Lage sein, mich wie ein menschliches Wesen zu behandeln, geschweige denn wie ihre Mutter. Wenn ich je wieder glücklich werden wollte, mußte ich die Tatsache akzeptieren, daß Judy nicht länger ein Teil meines Lebens war. Ich würde mich damit begnügen müssen, mit Erinnerungen an sie zu leben.

Ich sah zum Fenster hinüber. Die Wolken rissen auf, so daß ein Vorhang aus Licht auf den Boden fiel. Der Raum wurde heller. Arlene sah, daß ich aus dem Fenster schaute. Sie drehte sich danach um, und die Sonne beleuchtete den Himmel. Im Osten bildete sich ein Regenbogen, der von einem schweren Guß in der Ferne verursacht worden war.

»Ist das nicht wunderschön?« fragte Arlene und sah mich an.

Ich hob den Blick.

»Haben Sie etwas dagegen, wenn ich das Fenster öffne?«

Ich sah sie direkt an, »nein«. Als ich die laue Brise spürte, die nun ins Zimmer wehte, wurde mir klar, daß ich nicht über Judy reden, sondern etwas anderes erwähnen wollte, das mir guttun würde.

Ich faßte die Buchstabentafel ins Auge und buchstabierte: »I-C-H M-Ö-C-H-T-E M-E-I-N-E K-L-E-I-D-E-R W-I-E-D-E-R-H-A-B-E-N.«

»Da kann ich Ihnen weiß Gott keinen Vorwurf machen. Das würde ich auch wollen. Was meinen Sie, wer sie beschaffen könnte?«

»S-C-H-W-E-S-T-E-R J-O-A-N U-N-D M-O-M.«

»Ich werde mal sehen, ob ich zu Ihrer Mutter und Ihrer Schwester Kontakt aufnehmen kann. Vielleicht können sie dann einige Ihrer Sachen mitbringen. Wenn nicht, lassen wir uns etwas anderes einfallen. Wie klingt das?«

Ich blickte nach oben und schenkte ihr mein schönstes Lächeln. Obwohl es kein angemessener Lohn für all das war, was sie für mich tat, war es außer dem Buchstabieren meine einzige Möglichkeit, ihr zu danken.

»Ganz richtig. Eine weitere wichtige Frage, über die wir sprechen müssen, ist, wie wir den Grad Ihrer Kopfbewegungen vergrößern können«, erklärte sie mir, während sie sich meinen Hals und meine Schultern genau ansah. »Ich habe festgestellt, daß Sie den Kopf ein wenig benutzen können, um mit dem Zeiger zu arbeiten. Diese Bewegung an sich eröffnet schon Kommunikationsmöglichkeiten. Jetzt möchte ich mich gerne auf die Bewegung von einer Seite zur anderen konzentrieren.«

Sie demonstrierte es, indem sie langsam den Kopf drehte, von links nach rechts. »Diese Bewegung ist entscheidend für die Aktivierung eines Schalters. Joyce hat mir erzählt, sie hätte Ihnen gegenüber den motorisierten Rollstuhl erwähnt. Wenn Sie den Kopf drehen und genug Druck ausüben können, wären Sie vielleicht nicht nur in der Lage, einen Rollstuhl zu bedienen, sondern auch ein Kommunikationsgerät.«

Obwohl ich nicht genau wußte, was sie meinte, klang es hoffnungsvoll. Ich hob den Blick.

»Die Hauptsache ist, flexibel zu sein. Es wird viele Fehlschläge geben, bevor wir feststellen können, welche Geräte Sie handhaben können.«

Ich betrachtete die Buchstabentafel.

Arlene hielt sie in die Höhe, während ich buchstabierte: »D-A-N-K-E F-Ü-R I-H-R-E H-I-L-F-E.

Sie nickte. »Es ist mir ein Vergnügen. Und es ist mein Job. Ich bin hier, um Menschen wie Ihnen zu helfen.«

»W-A-N-N F-A-N-G-E-N W-I-R A-N.«

»Ich wußte von Anfang an, daß Sie eine Draufgängerin sind. Lassen Sie sofort anfangen.«

In den nächsten zwei Jahre übte ich weiter Kopf- und Halsbewegungen, buchstabierte auf verschiedenen Buchstabentafeln Wörter und tippte auf der Schreibmaschine (was ich haßte und bald aufgab). An manchen Tagen verbrachte ich den Nachmittag lesend in der Krankenhausbibliothek, wo Joyce dafür gesorgt hatte, daß vor meinem Rollstuhl ein Ständer aufgestellt wurde. Die Bibliothekarin spielte mir dann eine Tonbandaufnahme des Buches vor, das ich lesen wollte, und ich folgte dem Text, indem ich mit Hilfe des Kopfzeigers die Seiten umdrehte. Besonders gefielen mir Kriminalromane wie *Mord im Orientexpreß* von Agatha Christie.

Trotz der Freuden des Lesens zeigte sich bald, daß der Kopfzeiger für die Kommunikation nicht ideal war. Jedesmal, wenn ich ihn trug, hatte ich das schreckliche Gefühl, daß ich wegen des Drucks, den er verursachte, Kopfschmerzen bekommen und einen weiteren Schlaganfall erleiden würde. Obwohl ich wußte, daß dies unbegründet war, bekam ich dennoch Angst, die in regelrechte Panikanfälle ausartete, wenn irgend etwas Druck auf meinen Kopf ausübte.

Als Alternative befestigte Joyce eine Lampe an meinem Kopf, deren Strahl ich auf eine andere Tafel mit dem Alphabet richten konnte. Wenn ich das Licht auf einen bestimmten Buchstaben richtete, wurde dieser auf einen schmalen Papierstreifen ähnlich dem eines Telegraphen gedruckt. Dieses optische Kopfzeigersystem wäre eine gute Möglichkeit für mich gewesen, mich mitzuteilen, wenn es bei mir nicht dieselbe Angst wie der Kopfzeiger verursacht hätte. Außerdem mußte jemand da sein, um die Papierstreifen abzuschneiden, wenn ich mit dem Schreiben fertig war. Und obwohl ich schon bald vier bis fünf Stunden am Tag in den Räumen der Sprach- und Beschäftigungstherapie zubrachte, war es nicht immer möglich, daß jemand so lange von den anderen Patienten fortblieb, von denen einige genauso schlimme Erfahrungen durchmachten wie ich.

Arlene glaubte, daß ein Schalter diese Probleme lösen würde. Während einer Sprachtherapiesitzung befestigte sie einen Schalter mit Klettband auf der Höhe meiner rechten Wange. Sie schob einen abnehmbaren Tisch über die Armlehnen des Rollstuhls und stellte den Drucker für die Telegraphenstreifen darauf. Statt mit dem Licht auf den Buchstaben zu zeigen, den ich haben wollte, brauchte ich nur zuzusehen, während die Maschine von selbst einen Buchstaben nach dem anderen beleuchtete. Wenn sie den gewünschten Buchstaben erreichte, wandte ich den Kopf nach rechts und lehnte mich gegen den Schalter, und der Buchstabe wurde gedruckt.

Nachdem ich demonstriert hatte, daß ich den Schalter benutzen konnte, testete Arlene mich an fünf verschiedenen Schreibgeräten. Einige davon standen auf dem Boden. Andere waren so klein, daß man sie auf eine über mein Bett geschobene Tischplatte stellen konnte. Das beste war ein Macintosh-Computer, den Arlene im Wintergarten am Ende meines Flurs aufgestellt hatte. Auf diesem Gerät schrieb ich dann auch mein erstes Gedicht:

Wut

Ich kann es in den Augen von Tieren sehen,
Von Männern und von uns.
Wir werden zornig, sind enttäuscht, eingeschüchtert,

Aber weshalb?
Die mich gut kennen
Sagen, ich hätte einen starken Panzer entwickelt.
Durch die Jahre, mit Ängsten, unter Tränen
Habe ich geduldig darauf gewartet
Gestorben zu sein
Und daß die neue Welt
Endlich beginnt.

Als ich dieses Gedicht fertiggestellt hatte und es gedruckt sah, hatte ich das Gefühl, ein Wunder vollbracht zu haben. Nach mehr als sechs Jahren, in denen ich unbeweglich dagelegen hatte, und zwei Jahren intensiven Trainings konnte ich endlich mit der Stimme, die ich in meinem Kopf gehört hatte, Kontakt zu der Welt aufnehmen.

»Wut« war mein Versuch, die Gefühle in Worte zu kleiden, die meine Schwester Midge, meine Mutter und ich gemeinsam hatten: Daß wir nämlich in unseren Beziehungen zu Männern nicht zurechtkamen. Anscheinend hegten andere Menschen dasselbe Gefühl, denn eines Tages wurde dieses Gedicht bei der Verabschiedung eines Krankenhausdirektors im Vortragssaal vorgelesen. Danach gratulierte der Direktor mir und machte mir bewußt, daß ich zum Leben anderer Menschen beitragen konnte.

Ich beschloß, noch mehr zu schreiben. Wenn ich nicht in der Sprach- oder der Beschäftigungstherapie war oder gerade wieder einen Kampf mit den Krankenschwestern ausfocht, saß ich vor dem Macintosh. Das Raster mit den Buchstaben brannte sich derart in mein Gehirn ein, daß überall Buchstaben auftauchten, wohin ich auch sah – sie erschienen im Gesicht einer Krankenschwester, auf einem Löffel voller Kartoffelpüree, in der eiskalten Miene einer Frau, die die Wand anstarrte.

Eines der Themen, über die ich schrieb, war die Liebe. Während ich eines Tages im Bett lag, dachte ich darüber nach, warum meine beiden Ehen gescheitert waren. Jim und ich waren beide besessen gewesen – er von seiner Gewichtheberei und ich von meinem Verlangen nach einer Familie –, so daß wir einander kaum wahrgenommen hatten. Wir hörten ja kaum zu, was der andere zu sagen hatte. George war, wie ich glaube, für mich mehr oder weniger ein Versorger gewesen, ein Mann, mit dem ich Kinder haben konnte. Er gab mir Besitz im Überfluß – das Haus, die Möbel, Geld – und dazu eine schöne Tochter und die beiden Adoptivkinder. Aber irgend etwas an der Nähe zu einem anderen Menschen machte uns Angst. Wir bauten beide Mauern um unsere Gefühle herum. Eines Tages kam mir beim Schreiben eine Erkenntnis. Meine Erziehung hatte in mir die tiefe Sehnsucht danach geweckt, versorgt zu werden. Mom und Dad hatten von nichts jemals genug – weder zu essen, noch Kleider, noch ärztliche Versorgung –, und indem ich George heiratete, hatte ich Sicherheit gefunden. In meinen Gedichten spürte ich solchen Ideen und der Tatsache nach, daß ich niemanden für mein Unglück verantwortlich machen konnte.

Hier ist ein weiteres Gedicht, das in derselben Woche entstand wie »Wut«:

Gebrochene Herzen

Gebrochene Herzen in zwei Stücke gerissen
Eins für mich und eins für dich.
Keine Leiber werden mehr zusammengehalten
So daß du ihren Herzschlag rufen hören kannst.
Keine Küsse mehr von exotischer Ekstase
Hineingeworfen in die Ewigkeit. Keine
Hände mehr, gefaltet
Als seien wir eins
Damit weder Eis, noch Wasser oder Ozeane

Zwischen uns kommen können.
Sag mir, gütiger Gott, wer trägt die Schuld?
Ist er es oder sie, vielleicht beide?
Kein Name befleckt mit dieser Schuld.
Kein Name.

Noch während ich »Gebrochene Herzen« schrieb, wurde mir klar, daß die dichterische Kreativität jetzt meine wichtigste Kommunikationsmöglichkeit war. Aber wie sollte ich die Geduld aufbringen, jeden Buchstaben, jede Botschaft, jedes Gedicht zu beenden? Wie sollte ich einen ruhigen Platz im Krankenhaus finden, an dem ich konzentriert arbeiten konnte? Und konnten meine Worte mir tatsächlich helfen, dieses undurchdringliche Schweigen zu durchbrechen?

Einen Teil der Antwort auf diese Fragen fand ich im Reim. Ich begann, den Reim in der alltäglichen Rede der Menschen zu hören. Ich konzentrierte mich auf den Klang der Sprache und entdeckte schon bald, daß ich mir einzelne Zeilen einprägen konnte. Wenn ich eine Zeile in meinem Kopf hörte, suchte ich nach Reimen, um das Gedicht zu vollenden. Bis ich dann an den Macintosh kam, hatte ich mir das ganze Gedicht eingeprägt.

Ich begann, in Worten zu denken und Gegenstände in ihre entsprechenden Buchstaben zu übersetzen. Selbst im Schlaf träumte ich, ich kröche über das Alphabet, mein Körper so klein wie der eines Säuglings. Die Buchstaben bildeten einen Kinderspielplatz. Die langen, steil abfallenden Beine des Buchstabens *A* waren eine Doppelrutsche, die ich hinunterglitt, bis ich mit meinen nackten Füßen den Boden berührte. Ich rannte auf das *O* zu, das die Form eines Riesenrades hatte wie desjenigen auf Coney Island, wo ich als kleines Mädchen mit meinem Vater gewesen war. Das *H* war das Spukhaus an Halloween; das *X* der Schädel und die gekreuzten Knochen, die mir den Zugang zu der Schlangengrube verboten, in der ich bei lebendigem Leibe gefressen werden konnte. Das

M war die Gezeitenwelle, auf der ich dahintrieb; das *S* die jähe Kreuzsee einer Gegenströmung; das *U* das tiefe Eintauchen ins Wasser; das *V* das steile Hochschnellen. *J* stand für meinen Namen. Wenn ich meinen Namen hörte, erwachte ich, glücklich darüber, am Leben zu sein, traurig, stumm zu sein, dankbar, eine unvertraute Stimme neben mir zu hören.

Die Stimme war klar. Ich glaubte, einen Anflug von Mitleid in ihr zu entdecken. Ich öffnete die Augen und sah einen hochgewachsenen Mann an meinem Bett stehen. »Julia, es tut mir leid, daß ich Sie wecken muß. Mein Name ist Jim Crawford. Ich bin Psychologe hier im Krankenhaus. Arlene hat mir vorgeschlagen, einmal mit Ihnen zu sprechen.«

Im Spätsommer des Jahres 1976 wurde ich zu meinem ersten Termin bei Dr. Crawford geholt. Weil er denselben Vornamen trug wie mein erster Mann, sprach ich ihn von Anfang an mit größerer Förmlichkeit an als all die anderen Leute, die sich um mich kümmerten. Er kleidete sich mit penibler Sorgfalt – dunkle Hosen mit scharfer Bügelfalte, blaue Krawatte und blau-weiß kariertes Hemd. Er trug eine Brille und hatte dichtes, gewelltes Haar. Er stellte meinen Rollstuhl direkt vor seinen Schreibtisch. Seine Stimme war sanft, aber entschlossen.

»Arlene hat mir eine Alphabetkarte gegeben, die wir für unsere Zusammenarbeit benutzen können.«

Er hielt ein Plastikbrett in der Größe eines Papierbogens in die Höhe. Ich sah ein in ordentlichen Reihen gedrucktes Alphabet, Buchstaben in einer Reihe, jeweils sechs Buchstaben untereinander.

»Ich halte die Karte hoch und zeige auf die Buchstaben. Wenn ich zu dem Buchstaben komme, der einen Teil des Wortes darstellt, das Sie schreiben möchten, blicken Sie nach oben. Auf diese Weise können Sie Buchstaben und Sätze bilden. Ich werde dann darauf antworten.«

Ich blickte nach oben, um zu zeigen, daß ich verstanden hatte.

»Fangen wir mit Ihrem Rollstuhl an«, begann Doktor Crawford. »Obwohl das eigentlich Sache der Abteilung für Beschäftigungstherapie ist, möchte ich Sie doch fragen, ob Sie gern einen motorisierten Stuhl hätten?«

Ich erinnerte mich daran, daß Joyce mir erklärt hatte, ein Schalter würde es mir vielleicht ermöglichen, einen Rollstuhl zu bedienen. Als Antwort auf Dr. Crawfords Frage blickte ich nach oben. W-I-E K-A-N-N I-C-H M-O-T-O-R-I-S-I-E-R-T-E-N S-T-U-H-L F-A-H-R-E-N, buchstabierte ich.

»Gute Frage. Wie Sie wissen, glaubt Arlene, daß Sie mit dem Kopfschalter ohne weiteres zurechtkämen. Da Sie in der Lage sind, mit seiner Hilfe zu schreiben, könnten Sie ihn wahrscheinlich auch bei einem Rollstuhl ausprobieren. Die Mechaniker in der Rollstuhlwerkstatt können vielleicht einen Stuhl für Ihre Bedürfnisse umfunktionieren und mit einer elektronischen Steuerung versehen.«

Ich sah ihn an und dachte an das, was Arlene mir vor einigen Wochen erzählt hatte. Sie hatte mit einer Freundin gesprochen, die im Kinderkrankenhaus in Stanford in Kalifornien arbeitete. Dort hatte ein Techniker eine spezielle Rollstuhlsteuerung konstruiert. »Im Wesentlichen«, hatte Arlene gesagt, »handelt es sich um ein kleines elektronisches Gerät, das oben an Ihrem Rollstuhl befestigt werden kann. Wenn Sie in dem Stuhl sitzen, werden Sie ein rotes Licht sehen, das auf einer Skala aufleuchtet. Die Skala zeigt die verschiedenen Richtungen an – vorwärts, links, rechts, rückwärts–, und wenn das Licht die Richtung anzeigt, in die Sie fahren wollen, drücken Sie auf einen Schalter. Das aktiviert dann den elektrischen Mechanismus des Rollstuhls.«

Während Dr. Crawford weitersprach, begann ich, die verschiedenen Dinge zusammenzufügen. Ich hob den Blick, und dachte, wie herrlich es wäre, mich wieder selbst bewegen zu können, statt wie ein Stück toten Holzes herumgeschoben zu werden. Ich wollte mein Schicksal herausfordern und lernen, mich wieder zu bewegen.

»Ich vermute, Sie blicken nach oben, um mir zu sagen, daß Sie den Rollstuhl gern ausprobieren würden?«

Ich blickte abermals nach oben.

»Dann werde ich die Beschäftigungstherapie von Ihrem Wunsch in Kenntnis setzen. Die werden das dann in die Hand nehmen. Dieses Rollstuhlsystem wird zweifellos Ihre Selbstachtung steigern. Vielleicht finden Sie dann eine Nische für sich hier im Krankenhaus und können sich bei uns etwas heimischer fühlen.«

Mir wurde klar, daß man mich für eine dauerhafte Bewohnerin dieses Hauses hielt. Ich selbst tat das nie.

»Ich weiß nicht, ob irgend jemand mal mit Ihnen über Ihre Schlaganfälle gesprochen hat«, sagte Dr. Crawford bei einer weiteren unserer ersten Therapiesitzungen. »Falls niemand es bisher getan hat, möchte ich Ihnen gern erklären, was passiert ist.«

Dankbar blickte ich nach oben. Obwohl ich mich daran erinnerte, was geschehen war, bevor ich auf der Treppe ohnmächtig wurde, und mir jemand ein paar Einzelheiten darüber mitgeteilt hatte, was sich in der Mount-Sinai-Klinik zugetragen hatte, tappte ich, was die Schlaganfälle selbst betraf, immer noch im dunkeln. Ich wußte nicht, wie ein Schlaganfall sich auf den Körper auswirkte oder warum er auftrat. Und vor allem wollte ich wissen, ob ich jemals wieder würde sprechen können.

»Es gibt zwei unterschiedliche Arten von Schlaganfällen«, sagte Dr. Crawford. »Bei der ersten verliert der Betroffene nach dem Schlaganfall die Fähigkeit, zu kommunizieren. Das nennt man Aphasie. Das Sprachzentrum des Gehirns wird zerstört. Menschen, die an Aphasie leiden, verstehen nicht, was andere sagen, und können auch selbst nicht sprechen. Das ist bei Ihnen nicht der Fall, stimmt's?«

Ich hob bejahend den Blick.

»Die zweite Art Schlaganfall«, fuhr Dr. Crawford, der auf ein Blatt Papier blickte, fort, »führt zu einer Anarthria bzw. einer schweren Dysarthria. Menschen wie Sie, die diese Art von Schlaganfall erleiden, haben neurologische Schäden davongetragen. Im Gegensatz zu den Aphasie-Patienten scheinen diese Menschen keine Schwierigkeiten zu haben, Sprache zu verarbeiten. Während sie klar denken und verstehen können, was andere sagen, können an Aphasie leidende Menschen überhaupt nicht sprechen.«

Ich sah ihn an, dankbar, daß er kein Blatt vor den Mund nahm.

»Die meisten Schlaganfälle wirken sich hemiplegisch aus – das heißt, der Schlaganfall betrifft nur eine Körperhälfte. Aber bei Ihnen liegt eine Quadriplegie vor, was bedeutet, daß die Schlaganfälle beide Körperhälften und alle vier Gliedmaßen in Mitleidenschaft gezogen haben, nicht wahr?«

Ich blickte nach oben, und eine Welle des Schmerzes schlug über mir zusammen. Aber diesmal glaubte ich nicht länger zu ertrinken, sondern verspürte einen Anflug von Erleichterung. Die Wahrheit zu kennen, gab mir ein klein wenig Macht über meine Situation.

»Sie müssen zwei Schlaganfälle erlitten haben«, fuhr Dr. Crawford fort. »Der erste, den Sie zu Hause hatten, hat die linke Hälfte Ihres Körpers betroffen. Der andere Schlaganfall, den Sie im Mount Sinai erlitten haben, muß die rechte Seite gelähmt haben. Da Sie nicht sprechen konnten und beidseitig gelähmt waren, hielt man Ihre geistigen Funktionen für erloschen. Trotzdem konnten Sie alles verstehen, was um Sie herum vorging; das war die Tragödie in der Tragödie.«

Ich begann zu weinen und hob gleichzeitig den Blick.

»Wir können über die Einzelheiten reden, soviel Sie wollen. Ich sage Ihnen, was ich über Schlaganfälle weiß. Zusätzlich zu den direkten Schädigungen stellt sich danach eine starke emotionelle Belastung ein. Ich vermute, daß in Ihnen vieles an Emotionen begraben liegt – Wut, Zweifel, Frustration usw. Ich frage mich, ob wir eine Möglichkeit für Sie finden können, diese Dinge auszudrücken.«

Ich sah ihn an, blickte aber nicht nach oben. Ich hatte so viele schreckliche Gedanken, in denen es darum ging, den Menschen weh zu tun, die mir Schmerzen zugefügt hatten, daß ich gar nicht wußte, wo ich anfangen sollte. Ich litt immer noch unter gewaltigen Stimmungsschwankungen. In einem Augenblick war ich so depressiv, daß ich alles geben würde, um zu sterben. Im nächsten Moment war ich so wütend, daß ich schwor, mich von nichts umbringen zu lassen. Obwohl mir das Schreiben eine Möglichkeit gegeben hatte, die emotionalen Fragen im Zusammenhang mit meiner Behinderung anzuschneiden, glaubte ich immer noch, daß es vielleicht das beste wäre, diese Gefühle unausgesprochen zu lassen.

»Obwohl es vielleicht schwierig sein wird, über diese Dinge zu reden«, fuhr Dr. Crawford fort, »möchte ich das Thema zumindest zur Sprache bringen. Menschen mit Behinderungen verfallen im allgemeinen in eines von wenigen Verhaltensmustern. Einige nehmen ihre Zuflucht zur Verleugnung und unterdrücken ihre Gefühle. Andere reagieren, indem sie sich der Welt um sie herum feindselig zeigen. Wieder andere ziehen sich in Schweigen zurück und meiden jeglichen menschlichen Kontakt. Das kann zu chronischer Depression führen.«

Ich wußte, daß es stimmte, was er sagte – ich hatte viel Wut in mir, Groll und Selbstmitleid. Mein Leben war zu einer Zeit des Glücks zerstört worden, und jene, die ich geliebt hatte, hatten mich verlassen. Meine Wut war so stark, daß ich glaubte, ich würde explodieren.

»Manchmal ist der direkteste Weg zu diesen Gefühlen der, über seine Träume zu reden. Wir könnten damit beginnen, irgendeinen Traum zu erkunden, an den Sie sich erinnern können; wir könnten dazu die Alphabetkarte benutzen, die Arlene uns gegeben hat. Sie hat auch angedeutet, daß Sie möglicherweise Ihr eigenes Kommunikationsgerät bekommen würden.«

Er hielt inne. Während ich darüber nachdachte, wie unmöglich das alles klang, lächelte Dr. Crawford. »Optimal wäre es«, sagte er immer noch lächelnd, »wenn Sie Ihr eigenes tragbares Schreibgerät hätten, das man an Ihrem Stuhl befestigen könnte. Das würde unsere Zusammenarbeit erleichtern. Sie könnten über Ihre Träume schreiben, und wir könnten Ihre Niederschriften in der Therapie besprechen.«

Obwohl ich skeptisch war, begriff ich, daß Dr. Crawford bereit war, mit mir zu sprechen und mir zu erlauben, mich, so gut ich konnte, auszudrücken. Ich begann, ihm zu vertrauen. Zumindest war er bereit, die Alphabetkarte zu benutzen, um mit mir zu reden. Außerdem hatte er die Geduld, mich Fragen stellen zu lassen.

Obwohl ich nicht wußte, was Träume mit dem Ganzen zu tun hatten, war ich bereit, die Sache auszuprobieren. Ich blickte nach oben und lächelte Dr. Crawford an.

Eines Nachmittags, als ich gerade im Wintergarten an meinen Gedichten arbeitete, sah ich einen attraktiven Mann in der Tür stehen. Er war über einsachtzig groß, bekleidet mit Jackett und Krawatte, und ich schätzte ihn auf Anfang Dreißig. Er hatte kurzes braunes Haar und war glatt rasiert. Er kam auf mich zu.

»Hallo«, sagte er. »Mein Name ist Bill Ryan. Arlene hat mich Ihnen als Ihr neuer Freiwilliger zugeteilt.« Während er sprach, blitzten seine braunen Augen.

Obwohl er nervös wirkte, lächelte er mich an und fragte, ob er einen Augenblick bleiben dürfe, um sich mit mir zu unterhalten. Ich sah nach oben, und er schien zu verstehen, was das bedeutete. Er trat neben meinen Rollstuhl, der vor dem Macintosh stand.

»Haben Sie etwas dagegen, wenn ich zusehe?« fragte er und deutete mit dem Kopf auf den Computer. Ich betrachtete den Apparat und wartete, bis das Licht zu dem Buchstaben kam, den ich wünschte. Ich drückte auf den Schalter und sah, wie der Buchstabe gedruckt wurde. Dann begann der Apparat von neuem mit dem Buchstaben *A*.

Er unterbrach mich nicht während des Schreibens. Er beobachtete weiter, wie ich den Apparat benutzte. Nach einigen Sekunden hielt ich inne. Ich sah ihn an, wie er da neben mir stand, und fragte mich, wie ich ihm bedeuten sollte, sich auf den freien Stuhl an der Wand zu setzen. Ich wollte bereits etwas aufschreiben, aber dann hatte ich plötzlich eine bessere Idee. Ich sah erst ihn an, dann Richtung Flur. Ich dachte, es wäre das beste für Bill, wenn wir in den Hauptflur hinausgingen.

Er verstand sofort, worum ich bat. Er sah mich an, und blickte dann in die Richtung, die ich mit den Augen angedeutet hatte. »Wollen wir gehen, Julia?« fragte er höflich.

Ich hob den Blick.

Er rollte mich hinaus in den sonnendurchfluteten Korridor, und wir fanden einen Stuhl in der Nähe eines Fensters. Ich sah den Stuhl an, und Bill setzte sich.

Er begann zu reden. Zuerst erzählte er mir von seinem Job als Steuer- und Investmentberater. Er sagte, daß er Kinder liebe und daß er und seine Frau sich eine Familie wünschten. Er zeigte mir ein Foto von seiner Frau, einer hübschen Blondine mit einem netten Lächeln und einem intelligenten Gesicht. Ich fragte mich, warum ein Mann wie er freiwillig in Goldwater arbeitete.

»Arlene sagte, Sie hätten vielleicht gern ab und zu etwas Gesellschaft.«

Ich betrachtete sein gutaussehendes Gesicht und dachte, wenn das die Art Gesellschaft ist, die sie mir verschaffen wird, stehe ich gerne sieben Tage die Woche zur Verfügung! Um höflich zu sein, hob ich jedoch lediglich den Blick.

»Sie sagte auch, daß Sie vielleicht Hilfe brauchen würden, daß Sie in Kürze einen Rollstuhl bekommen werden, den Sie selbst bedienen können.«

Obwohl ich das noch nicht so ohne weiteres als gegeben nahm, blickte ich nach oben.

»Ich dachte, Sie hätten vielleicht gern etwas Hilfe – Sie wissen schon, jemanden, der Dinge für Sie übernimmt, die Sie selbst nicht erledigen können. Vielleicht brauchen Sie jemanden, der mit anfaßt, wenn Sie in Ihren Rollstuhl steigen.«

Bill und ich wurden gute Freunde. Obwohl das Steuergeschäft ein anspruchsvolles Betätigungsfeld ist, kam er von da an häufig zu Besuch. Wegen einer noch nicht lange zurückliegenden Erkrankung hatte man mich wieder auf Station D verlegt. Die Patienten dort hatten weniger Kontakt untereinander als die auf den anderen Stationen. Auch was die Zuweisung von Rehabilitationstherapien betraf, stand man dort ganz unten auf der Liste. Ich wollte besseres Essen haben, mich mit anderen Menschen unterhalten und all das in meinem Leben in die eigenen Hände nehmen, was mir nur möglich war, wie zum Beispiel die Vereinbarung von Terminen für die Sprach- und Beschäftigungstherapie. Das Haupthindernis war die Tatsache, daß ich auf Station D festsaß, wo meine neuen Freiheiten eingeschränkt waren.

Bill half mir, das zu ändern. Seine selbstlose Sorge um andere erstaunte mich. Obwohl er mich kaum kannte, schrieb er meinetwegen Briefe. Er setzte sich dafür ein, daß ich meinen eigenen motorisierten Rollstuhl bekam. Manchmal, wenn die Krankenschwestern mich nicht richtig in meinen alten Rollstuhl setzten, war Bill zur Stelle, um es mir bequemer zu machen. Er hob mich von hinten hoch, hielt mich an den Schultern fest und zog mich zu sich hin. Ich spürte seine Brustmuskeln an meinem Rücken. Wenn er mich dann sachte wieder auf den Stuhl hinunterließ, wurden seine Bizeps ganz stramm. Augenblicklich verspürte ich eine Erleichterung, die mir unschätzbar erschien. Und nicht nur das, auch der körperliche Kontakt mit einem Mann – zum ersten Mal seit neun Jahren – hatte etwas ungemein Tröstendes. In Bills Armen fühlte ich mich beschützt und umsorgt. Obwohl ich ihm viele Male dankte, tat er meinen Dank ab, als hätte er nichts Besonderes getan.

Eines Tages brachten mir zu meiner Freude meine Mutter und Joan einige meiner alten Kleider mit. Aber da ich einen ganz anderen Körper hatte als den, in dem ich hier angekommen war, paßten sie nicht mehr. Eine Schwesternhelferin namens Ms. Harvey besorgte mir einige Kleider aus dem Keller, aber die entsprachen gar nicht meinen Vorstellungen. Ich wollte etwas Lebendigeres! Ich erinnerte mich an Marilyn Monroe, wie sie in diesem atemberaubenden roten Kleid über die Bühne tanzte und »Diamonds Are a Girl's Best Friend« ins Mikrofon hauchte. Ich dachte, wenn ich schon keine Männer in schwarzen Smokings haben konnte, die sich um mich scharten und mir Juwelen darboten, wollte ich wenigstens ein paar hübsche Kleider. Ich wollte Farben und wilde Muster. Und, ja, ich wollte gelegentlich auch etwas, das ein wenig sexy wirkte.

Ich schrieb das für Bill auf. Bei seinem nächsten Besuch brachte er mir einen Versandkatalog mit – ein erregender Anblick. Dieser gutaussehende Mann, acht Jahre jünger als ich, der die Hochglanzseiten eines Katalogs für mich umblätterte, damit ich unter den farbenfrohen, femininen Kleidern meine Wahl treffen konnte. Als er zu den BHs und Höschen kam, errötete er. Ich lachte, als dieser große Mann bis unter die Haarwurzeln rot wurde. Nichtsdestoweniger kamen wir an den BHs vorbei, und ich wählte die Kleider aus, die ich wollte. Bill schickte die Bestellung ab.

Die Kleider kamen – ein orangefarbenes Sommerkleid, grüne Socken, eine malvenfarbene Baskenmütze, ein mit Silbermünzen besticktes Top und eine schwarze Bluse zur Ergänzung meiner Garderobe. Purpur war immer meine Lieblingsfarbe gewesen, in jeder Schattierung und in jeder Stoffart. An diesem Tag habe ich, glaube ich, genug eingekauft, um mein ganzes Leben damit auszukommen. Neben limonengrünen und gelben Hosen besaß ich jetzt auch purpurne, daneben einen purpurnen Gürtel und ein grünes sowie ein gelbes Kopftuch.

Ich wollte anfangen, mich richtig anzuziehen. Wenn ich schon keine Kontrolle darüber hatte, was die Leute über mich sagten, wenn ich auch nie wieder sprechen oder den Raum verlassen konnte, wenn eine Schwesternhelferin sich über mich lustig machte, wenn ich mir mein Essen nicht selbst aussuchen oder entscheiden konnte, wo ich lebte oder wann ich aufstand, wollte ich doch das unter Kontrolle bekommen, bei dem es mir möglich war: die Entscheidung darüber, wie ich mich anzog. Ich druckte Nachrichten aus, mit denen ich die Krankenschwestern wissen ließ, daß ich jeden Tag meine Kleider auswählen wolle. Das verursachte einen ziemlichen Aufruhr, denn die Schwestern und die Helferinnen beklagten sich darüber, wie lange es dauere, mich anzuziehen. Schließlich und endlich begriffen sie, daß sie lediglich ein Kleidungsstück nach dem anderen in die Höhe zu halten brauchten, mehr nicht. Wenn ich gesehen hatte, was ich tragen wollte, blickte ich nach oben.

Ich erinnere mich an meine erste Kleiderauswahl: eine schwarze Bluse mit lavendelfarbenen Hosen, ein lavendelfarbenes Kopftuch, schwarze Socken und lavendelfarbene Pantoffeln. Ich konnte die Schwesternhelferin sogar so weit bringen, mir das Haar zu kämmen und es mit einem schwarzen Chiffonband zurückzubinden. Während sie mich versorgte, murmelte sie ständig vor sich hin: »Warum wollen Sie gut aussehen? Es sieht Sie doch sowieso niemand an.« Für sie war ich wohl einfach nur lästig. Aber ich fand nicht, daß es falsch war, sich gut fühlen zu wollen. So lange Zeit war mir jede Identität verwehrt geblieben, so lange galt ich als geschlechtsloses Stück Fleisch, das umgedreht oder mit Wasser abgespritzt oder mit Flüssignahrung abgefüllt werden mußte, daß ich selbst begonnen hatte, mich geringer zu achten als ein Tier. Ein Teil meiner persönlichen Rehabilitation fiel mit der Notwendigkeit zusammen, wieder zu lernen, wie ich mich um die Teile meines Lebens kümmern konnte, bei denen mir das möglich war. Meine eigenen Kleider auszuwählen war der erste Schritt.

Für eine Weile war das Leben so gut, wie ich nie geglaubt hatte, daß es jemals wieder werden würde. Ich hatte jetzt vier Menschen, die für mich sorgten. Und nicht nur das, auch Joan begann, mich regelmäßig zu besuchen. Manchmal brachte sie mir ein Geschenk mit, wie eine Statue vom heiligen Judas Thaddäus, die sie auf einen Tisch neben meinem Bett stellte. Wenn ich schon nicht Judy haben konnte, dachte ich, würde ich wenigstens den Heiligen haben, dessen Namen sie trug.

Eines Tages traf das Steuergerät aus Kalifornien ein. Ein Mechaniker names Mike Acevedo war imstande, es an einen motorisierten Rollstuhl anzuschließen. Aber da es sich um ein neues System handelte, ging vieles erst einmal schief. Wenn etwas nicht funktionierte, mußte das Gerät zur Reparatur an die Westküste geschickt werden. Ständig ging dem Apparat der Strom aus; die eingebauten Batterien reichten jedesmal nur für wenige Stunden. Mike fand eine Möglichkeit, das Problem zu beheben. Ohne seinen Sachverstand läge ich immer noch im Bett.

Während Mike den Stuhl benutzbar machte, half mir Bill, zu lernen, wie man ihn bedient. Er lud die Batterie und redete mir gut zu, während ich mich frustriert bemühte, mich an meinen neuen Kinnschalter zu gewöhnen. Es handelte sich um ein Gerät, das ein Mann namens Arnoldo Rios speziell für meinen Stuhl umgearbeitet hatte.

Arnoldo konnte selbst weder Arme noch Beine bewegen. Jemand hatte ihm mit einem Brett auf den Kopf geschlagen, und er hatte irreparable Schäden am fünften Wirbel erlitten. Trotz der Schwere seiner Verletzung hatte man den Versuch gemacht, Arnoldo durch Operation einen Teil seiner Bewegungsfähigkeit wiederzugeben. Danach hatte er so lange in einem Streckverband gelegen, daß er schon glaubte, nie wieder aufstehen zu können. Er erzählte mir, daß ihn nur schiere Willenskraft am Leben gehalten habe.

Arnoldo machte seine eigene Therapie. Als er wieder laufen

konnte, hatte er gelernt, Werkzeuge für Behinderte zu machen. Er gewann die Kontrolle über seine Hände wieder und konnte drei Jahre lang laufen, bevor er schließlich doch einen Rollstuhl benutzen mußte. Es ermutigte mich sehr, zu sehen, daß ein behinderter Mensch etwas für sich selbst zuwege brachte. Als in der Abteilung für Beschäftigungstherapie eine Stelle frei wurde, wurde er engagiert. Er und Joyce entwickelten zusammen die Ausrüstung vieler Patienten, einschließlich meiner.

Arnoldo fertigte einen speziellen Tisch für meinen Rollstuhl an und eine Strebe, die bis zu der Stelle hinaufreichte, wo sich mein Kinn befand, wenn ich in dem Stuhl saß. Am Ende der Strebe befestigte er einen Mundschalter. Dann versah er meinen Rollstuhl vorn mit einem starken Bügel, an dem er die neue Steuerung anbrachte. Wenn ich in dem Stuhl saß, sah ich direkt auf die Skala, die, wie Joyce es mir beschrieben hatte, in die vier Richtungen zeigte. Wenn das System die Richtung beleuchtete, in die ich wollte, lehnte ich mich gegen den Kinnschalter, und schon ging es los.

So zumindest sah die Theorie aus. Praktisch gesehen dauerte es Monate, bevor ich ohne Schmerzen in dem Stuhl sitzen konnte. Dann dauerte es noch eine ganze Weile, bis ich meine Kopfbewegungen mit den Lichtern koordinieren konnte, die vor mir aufleuchteten. Obwohl man mir immer wieder half, war ich schließlich ungeheuer frustriert. Mehr als einmal wollte ich aufgeben und das ganze Ding in den Fluß unter meinem Fenster werfen.

Bill ging mit mir durch dick und dünn, und gemeinsam standen wir die Sache durch. Es dauerte viele Monate, bis ich lernte, diese Apparate zu bedienen, und die Flure allein entlangrollte. Aber es war all die Anstrengung wert. Ich konnte stehenbleiben, wann ich wollte, und weiterfahren, wenn mir danach zumute war. Ich konnte mich endlich aus freiem Entschluß umdrehen und von jemandem weggehen, der mir auf die Nerven ging. Ich konnte bis in die hintersten Winkel des Krankenhausgebäudes vordringen und zu dem Fluß hinausschauen, der jenseits des Zaunes verlief.

Die moderne Technik gab mir mehr Freiheit zurück, als ich mir je hätte träumen lassen. Vor den Schlaganfällen hatte ich Technik für selbstverständlich gehalten. Autos, Radios, die Geschirrspülmaschine – all diese Dinge schienen ganz normal zur Wirklichkeit zu gehören. Ich dachte überhaupt nicht über die Dinge nach, die einem das Leben angenehm machten. Aber jetzt, nachdem ich jahrelang als Gefangene meines zerstörten, einszweiundsechzig großen Körpers dahingesiecht war, dankte ich für jeden kleinen Draht und jedes blitzende Licht, jede Schraube und Metallplatte und jeden Schalter, die es mir ermöglichten, den Grad an Unabhängigkeit zu erreichen, den ich jetzt hatte. Ich schätzte mich glücklich, all die technischen Geräte zur Verfügung zu haben, die ich inzwischen benutzte, einschließlich des Macintosh. Und daß es Menschen gab, die wußten, wie diese Geräte bedient und repariert wurden.

Ich hatte eine Buchstabentafel für die Kommunikationen mit Bill, Dr. Crawford, Arlene und Joyce. Ich selbst benutzte den Macintosh, um meine Gedichte zu schreiben und meiner Familie Briefe zu schicken. Ich schrieb auch Notizen für die Schwestern auf, die sich um mich kümmerten, und schlug vor, auf welche Weise sie meine Sitzhaltung verbessern konnten, oder ich bat um bestimmte Nahrungsmittel und darum, morgens früher aus dem Bett geholt zu werden. Dank Joyce, Mike und Arnoldo konnte ich hinausgehen und mir ansehen, wo ich seit dreizehn Jahren lebte.

Eines Tages, zu Beginn des Frühjahrs, fragte Bill, ob er mich zu einem Spaziergang begleiten dürfe. Ich steuerte den Flur hinunter und fuhr in die Eingangshalle des Krankenhauses. Bill half mir, die steile Einfahrt hinunterzukommen. Dann fuhr ich um den grünen Rasen herum. Schwalben zwitscherten in den hohen Zweigen der Platanen, und auf den unteren Ästen entdeckte ich die neuen Blattknospen.

Längs des Wassers stand eine Reihe von Kirschbäumen in voller Blüte. Die Blüten begannen gerade erst zu fallen. Bill schob mich zum Ufer hinunter und sagte, dies sei der East River. Dahinter, auf dem Franklin D. Roosevelt Drive, jagten die Autos vorbei. Im Süden erhob sich am anderen Ufer des Flusses der schimmernde Turm der Vereinten Nationen. In seiner Nähe ragten zwischen Hochhäusern mit Wohnungen die dekorativen Bögen des Chrysler Buildings auf. Weiter hinten fügte sich die scharfe Spitze des Empire State Buildings in das Labyrinth der städtischen Straßen. Nördlich von uns überspannte eine Brücke den Fluß; Bill sagte, es sei die Queensboro Bridge, die ich auch überquert haben mußte, als man mich hinüber nach Manhattan zum Bellevue und wieder zurück zum Goldwater Hospital auf diese langgestreckte Insel im Fluß brachte. Kastenformige Seilbahnkabinen fuhren über den Fluß und beförderten ihre menschliche Fracht nach Manhattan hinüber. Ich erinnerte mich, daß eine Krankenschwester einmal gesagt hatte, daß etwa zwei Meilen nördlich von dieser Seil-Trambahn Gracie Mansion liege, die Residenz des Oberbürgermeisters von New York. Während Bill mich über eine eigens dafür vorgesehene Rampe in einen Wagen der Tram schob, dachte ich darüber nach, ob der Bürgermeister dem Goldwater Hospital wohl jemals einen Besuch abgestattet hatte.

In der Seilbahn schob Bill mich dicht an ein Fenster heran. Die Kabine glitt auf dicken Stahlseilen nach oben, und schon bald befanden wir uns in der Luft. Am anderen Ufer kam Manhattans wohlhabende Upper East Side in den Blick. Als kleines Mädchen hatte ich immer gehört, daß die Leute voller Ehrfurcht von den Menschen sprachen, die in diesem Teil der Stadt lebten. Sie schienen einer besonderen Rasse der Menschheit anzugehören, einer Eliteklasse von Menschen, die teure Pelze trug, Kaviar aß und die feinsten französischen Weine trank. Es versetzte mir einen Stich, als ich begriff, daß das Krankenhaus und diese Luxuswohnungen der Reichen lediglich durch einen eine Viertelmeile breiten Wasserlauf getrennt waren.

Die Seilbahn erreichte an der Ecke 60. Straße und Second Avenue ihre Endstation. Bill schob mich über eine weitere Rampe hinunter und auf die belebte Saturday Street hinaus. Der Lärm überwältigte mich, genauso wie die Autos, das Gedränge und die Frauen mit ihren Lederhandtaschen und den modernen Sonnenbrillen. Ein nicht besonders großes, junges Mädchen mit rotem Haar ging vorbei; sie schob einen Kinderwagen mit Zwillingen vor sich her. Obwohl Wochenende war, sah ich Männer in Anzügen, die Aktentaschen bei sich trugen.

Wir gingen hinüber auf die 59. Straße.

»Ich dachte, wir könnten mal bei Bloomingdale's vorbeischauen«, meinte Bill.

Als er sah, wie meine Augen aufleuchteten, schob er meinen Stuhl in Richtung Third Avenue. Zu beiden Seiten der Straße ergossen sich Menschen aus Bekleidungsgeschäften und Antiquitätenhandlungen. Wir kamen an einem Geschäft für T-Shirts vorbei, und in der Auslage des Schaufensters sah ich etwas, das mich zutiefst schockierte. Es war ein weißes Hemd mit dem Aufdruck eines Grabsteins, auf dem stand: Elvis Presley, 1935–1977. Unter dem Grabstein standen die Worte: Besuchen Sie Elvis in Graceland. Möge Er Lange Leben. Bill sah, wie ich das Fenster anstarrte, und brachte meinen Rollstuhl davor zum Stehen. Ich sah weitere Einzelheiten auf dem Hemd, einschließlich üppiger roter Rosen, die um sein jugendliches Portrait geschlungen waren. Er wirkte genauso wie damals, als ich ihn im Jahre 1956 das erste Mal gesehen hatte, ein einziges Lächeln und verheerend attraktiv.

»Sie wissen doch, daß er tot ist, oder?« fragte Bill.

Ich blickte starr geradeaus, teils aus Ungläubigkeit, teils, um seine Frage zu beantworten.

»Ja, der King ist letztes Jahr gestorben, 1977. Damals gab es unzählige Gerüchte über sein schreckliches Privatleben und seine Drogenexzesse. Ich habe seine Musik gehört, daher war ich wirklich traurig, als er tot aufgefunden wurde. Herzinfarkt oder so etwas. Er liegt in Memphis begraben, und sein Grab hat sich zu einer gewaltigen Touristenattraktion entwickelt.«

Bills Stimme verlor sich, und ich erinnerte mich an die ersten Tage meiner Ehe mit Jim. Elvis wurde damals, wie mir wieder einfiel, gerade berühmt, und ich hatte sein Bild in einer Zeitschrift gesehen. Er saß auf einem Motorrad, und ich glaubte, einen attraktiveren Mann könne es auf der ganzen Welt nicht geben. Und jetzt war er tot. Es war ein Gefühl, als sei auch ein Teil meiner Jugendjahre dahin, und ich fragte mich, was sonst noch in der Welt geschehen sein mochte, während all der Jahre, in denen ich bewegungsunfähig im Krankenhaus gelegen hatte.

Bill lenkte meinen Rollstuhl von dem Schaufenster weg und an einer Kirche vorbei, die mitten in der Häuserfront stand. Ihre massiven Säulen waren so zurückhaltend und unnachgiebig wie das Schweigen, in dem ich gelebt hatte. Im Vorübergehen sprach ich ein Gebet für Elvis.

Wir überquerten die Third Avenue, und ich sah Bloomingdale's. Eine gewaltige Menschenmenge schob sich durch die Glastüren hinein und hinaus. Als wir uns dem Eingang näherten, erschreckte mich der Lärm so vieler durcheinanderschreiender Stimmen.

In dem Gebäude selbst war es ruhiger. Ich dachte, es würde mir leichter fallen, mich zu entspannen. Aber ich war noch nicht bereit für die Blicke. Wir waren noch keine fünf Sekunden drin, da fingen die Leute schon an, mich anzugaffen. Es mochte zwar ungewöhnlich sein, daß eine Dame in einem Rollstuhl durch die Gänge von New Yorks vornehmstem Warenhaus gefahren wurde, ich fand jedoch trotzdem, daß die Menschen bessere Manieren hätten zeigen sollen.

Plötzlich wurde mir klar, daß die früheren Reaktionen meiner Mitmenschen auf mich als attraktive junge Frau gar nichts anderes gewesen waren. Mir fiel wieder ein, wie ich – mit zweiundzwanzig – eines Sommernachmittages von der Arbeit nach Hause fuhr. Ich saß in meinem blauen Cabrio und hörte Popsongs. Es lief ein neuer Song, »Rock Around the Clock«, und ich klopfte zu seinem ansteckenden Rhythmus mit der Hand auf das Steuerrad, während ich an einer roten Ampel wartete. Da fing urplötzlich ein Typ in einem silberfarbenen Plymouth an zu hupen. Er brüllte mir aus dem Fenster zu: »He, Süße. Wie wär's mit einer Fahrt zum Strand runter?« Ich drehte mein Radio lauter und versuchte, ihn zu ignorieren. Die Ampel wurde grün, und ich trat das Gaspedal durch. Er dachte, ich spielte ein Spielchen, folgte mir, hupte und fuhr viel zu dicht auf. Mir wurde klar, daß dieser Idiot mir wahrscheinlich bis an meine Türschwelle folgen würde. Daher beschloß ich, am Polizeirevier auf der Mott Avenue halt zu machen. Ich stieg aus dem Wagen und ging die Treppe hinauf ins Revier. Dort drehte ich mich um und sah, wie der Bursche in dem silbernen Coupé in die entgegengesetzte Richtung davonpreschte.

Jetzt, bei Bloomingdale's, starrten die Leute mich nicht mehr an, weil sie mich sexy fanden, sie starrten mich an, weil sie mich häßlich fanden. Aber ich war so glücklich, einmal aus dem Krankenhaus heraus zu sein, daß es mir nichts ausmachte. Ich hatte zuviel damit zu tun, in einer Welt des Luxus zu schwelgen, der durchdringenden Düfte der Parfüms und der leuchtend bunt gemusterten Kleider. Ich sah, wie die Menschen einander zulächelten. Eine blonde Frau verteilte Parfümproben. Als wir vorbeigingen, sah sie mich an. Sie fragte Bill, ob sie mir etwas Parfüm in den Nacken sprühen dürfe, was sie schließlich auch tat. Ich wünschte nur, ich hätte gehen können. Ich hätte all die leichten Kleider und Tops anprobiert, die geblümten Blusen und die Ohrringe.

Das Beste an Bloomingdale's waren die Männer. Es gab Männer in Anzügen und Männer in Jeans, Männer mit Schnurrbärten und glattrasierte Männer, die nach dem Moschusduft ihres Eau de Cologne rochen. Dies war das erste Mal seit neun Jahren, daß ich den kraftvollen, noch lange nachklingenden Geruch von Männern in mich aufnahm. Sie trugen die Haare länger, als ich es in Erinnerung hatte, und sie trugen leuchtendere Farben. Einige Männer hatten grellbunte Krawatten. Ein Mann ging in engen, weißen Hosen an mir vorbei. Das erinnerte mich an Joe und Ed, zwei Burschen, mit denen Joanie und ich uns immer im Runway Inn auf einen Drink getroffen hatten. Ihre weißen Hosen saßen immer so eng, daß ich den Blick nicht abwenden konnte. Und jetzt war dieser Mann bei Bloomingdale's so attraktiv, daß ich ihm, selbst nachdem er mir einen verblüfften und angewiderten Blick zugeworfen hatte, nur wegen dieser Hosen verzieh.

Bill legte mir einen Seidenschal um die Schultern. Er war weich wie die Haut eines Säuglings. Ich sah eine Wand mit Büstenhaltern und lächelte, weil ich daran denken mußte, wie Bill an dem Tag, an dem wir den Katalog durchgingen, errötet war. Kamelhaarmäntel und Uhren und Bikinis, Herrenunterwäsche und etwas, das Bill »Hosen mit Schlag« nannte – in diesem Geschäft konnte man es kaufen.

Als wir das Warenhaus verließen, war ich erschöpft. Während Bill mich zu der Station der Seilbahn auf der 60. Straße zurückschob, senkte sich die Abenddämmerung auf uns herab. Er schob mich in eine Kabine, und wir schwebten abermals über den Fluß. Der Sonnenuntergang glühte dunkelorange und scharlachrot. Unter uns blitzte das Wasser wie eine Kette grüner Juwelen. Ich spürte Bills Hände auf meinen Schultern, und ich betrachtete die Leute, die um mich herum saßen. Obwohl einige von ihnen mich ansahen, blickten die meisten zum Fenster hinaus und betrachteten die hübschen Farben, die das Wasser widerspiegelte, oder die Wolken am Himmel. Alles wirkte wie nebelverhangen und romantisch. Ich drehte mich zu Bill um. Ich stellte mir vor, ich hätte ein Rendezvous mit ihm, mein erstes seit sechzehn Jahren.

Als wir uns der Insel näherten, konnte ich eine Ansammlung von Gebäuden sehen. Das war das Krankenhaus. Fünf Bauten aus grauen und braunen Ziegelsteinen, vier oder fünf Stockwerke hoch.

»Jemand hat mir mal erzählt, diese Insel sei früher Welfare Island genannt worden«, erklärte mir Bill. »Es gab hier verschiedene Krankenhäuser für verschiedene Krankheiten, sogar ein Pokkenkrankenhaus. Und eine Irrenanstalt.«

Die gibt es immer noch, dachte ich, als wir uns der Seilbahnstation näherten. Die Türen öffneten sich, und als Bill mich hinausschob, sah ich ein Schild: Franklin D. Roosevelt Goldwater Memorial Hospital. Ich wollte Bill sagen, wie dankbar ich ihm sei. Er hatte mir einen Tag voller Glück geschenkt, meinen ersten seit dreizehn Jahren. Während Bill mich vor sich herschob, weinte ich, den ganzen Rückweg zum Krankenhaus. Jetzt mußte ich wieder hinein.

ZWÖLFTES KAPITEL

Heufeld im Ozean

Ich träumte von einem Heufeld
Im Ozean
Betrachtete den Vollmond
Fragte mich
Warum o warum
Bin ich in einem Tunnel
Warum o warum o warum
Sehe ich diesen imaginären
Tunnel! Hat dunkle schauerliche Wolken
Mit Händen die wuchern, die kriechen
Hinein in das goldene Weizenfeld. Ich wagte mich
Hinaus: Die kühlen Wasser! des grünen
Ozeans. Möwen erhoben sich über meinen Kummer
Weizenfeld, mein Ozean, so schwer zu vergessen.

NACH MEINEM AUSFLUG zu Bloomingdale's erfuhr mein Zeitgefühl eine dramatische Veränderung. Seit den Schlaganfällen war es mir schwergefallen, zwischen Stunden, Tagen und Wochen zu unterscheiden. In meinen Zimmern hatte es weder Kalender noch Uhren gegeben. Der Anblick von Joyce' Armbanduhr an dem Tag, an dem sie mich mit dem Wackelpudding gefüttert hatte, war in all den Jahren des Krankenhauslebens meine erste Gelegenheit gewesen, zu erfahren, wie spät es war. Aber jetzt sah ich mich in der Lage, in einer Abfolge von Tagen und Monaten nachzuhalten, was um mich herum geschah.

Während der achtziger Jahre hielt mich ein wahrer Sturm von Aktivitäten ständig in Atem. Es begann damit, daß Arlene und Joyce beide in nur anderthalb Jahren das Goldwater verließen. Ich mußte mich mit dem Verlust meiner beiden größten Verbündeten abfinden.

Als Arlene mir 1980 mitteilte, daß sie eine bessere Stelle antreten werde, geriet ich in Panik. Wer würde meine Botschaften an die Station überbringen? Wer würde für mich eintreten und eingreifen, wenn ich mit den Schwestern reden wollte? Wer würde dafür sorgen, daß ich meine Zeit am Computer haben konnte, und wer würde sich für meine Rechte verwenden?

Während unserer letzten gemeinsamen Sprachtherapiesitzung hielt Arlene die Alphabetkarte hoch. Das Licht vom Fenster fiel auf ihr Gesicht und ihre hellblaue Bluse. I-C-H W-E-R-D-E S-I-E V-E-R-M-I-S-S-E-N U-N-D O-F-T A-N S-I-E D-E-N-K-E-N, buchstabierte ich.

»Ich werde Sie auch vermissen, Julia«, antwortete Arlene. »Wir haben wichtige Arbeit miteinander geleistet.«

W-E-I-S-S N-I-C-H-T W-I-E I-C-H O-H-N-E S-I-E Z-U-R-E-C-H-T-K-O-M-M-E-N S-O-L-L.

»Betrachten Sie es einmal so: Wenn Sie neue Hürden allein überwinden müssen, rufen Sie sich immer ins Gedächtnis, daß ich *weiß,* daß Sie es tun können. Mit mir oder ohne mich, Sie müssen weiterkämpfen. Das ist es doch, worum es in jedem Menschenleben geht, stimmt's?«

Mittlerweile hatte ich wirklich angefangen zu weinen, und die Buchstaben auf der Alphabetkarte verschwammen. »Konzentrieren Sie sich auf das, was Sie haben, und auf das, wozu Sie in der Lage sind, Julia«, meinte Arlene. »Setzen Sie sich Ziele, und suchen Sie nach Möglichkeiten, diese Ziele zu erreichen. Mein Weggang hier ist vielleicht eine Möglichkeit für Sie, Kontrolle über Ihr eigenes Leben zu gewinnen.«

Ich blickte zu Arlene auf und hörte eine neue Stimme in meinem Kopf: Ich werde mich der Herausforderung stellen! Ich werde alles daransetzen, selbst zu schaffen, was andere nicht für mich tun können. Auf dem Weg zurück in mein Zimmer dachte ich über meine Ziele nach. Ich wollte auf Station A umziehen und soviel wie möglich schreiben. Ich wollte auch daran mitwirken, die Qualität meiner Versorgung sicherzustellen, wollte so viele eigene Entscheidungen treffen, wie ich konnte. Das Wichtigste von allem war, ich war entschlossen, mein eigenes Schreibgerät zu bekommen.

Während der letzten Sitzung meiner Beschäftigungstherapie mit Joyce im März 1981 berührte sie mich an der Schulter und sagte: »Vielleicht wollen Sie mein Fortgehen als eine Tür betrachten, die sich für Sie öffnet, Julia. Obwohl es beängstigend sein mag, durch diese Tür zu treten, denke ich, daß Sie ein höheres Maß an Unabhängigkeit finden werden, wenn Sie das Risiko eingehen und über die Schwelle rollen. Mein Weggang gibt Ihnen vielleicht klare Fingerzeige, was Sie alles allein schaffen können.«

Ich nahm mir ihren Rat zu Herzen, und in einer Frühlingsnacht nicht lange danach, als eine Krankenschwester mich in den Hoyer-Lift hob und zu Bett brachte, spürte ich, wie eine Art Kraft in mir Wurzeln schlug. Während der Regen gegen das Fenster an meinem Bett klatschte, dachte ich über meine Liste von Zielsetzungen nach. Ganz gleich, wie lange es dauerte oder wie sehr ich darum würde kämpfen müssen, ich schwor mir, mich von nichts unterkriegen zu lassen.

Das erste, was mich aufzuhalten drohte, war eine schlimme Lungenentzündung, die mich zwang, im Bett zu bleiben. Die Tage dehnten sich zu Wochen, und der freundliche New Yorker Frühling verwandelte sich in den langen, schwülen Sommer. Da ich so lange Zeit still liegen mußte, verlor ich einen Teil der Beweglichkeit meiner Hüftgelenke. Infolgedessen konnte ich, als es mir wieder gut genug ging, um mich in meinen Rollstuhl heben zu lassen, immer nur ein oder zwei Stunden darin sitzen bleiben. Ich ging wieder zweimal wöchentlich zur Beschäftigungstherapie.

Eines Tages, als ich Tagträumen über mein eigenes Schreibgerät nachhing, wurde mir eine willkommene Überraschung zuteil: ein Besuch meines Vaters. Bekleidet mit einem rot- und schwarzkarierten Hemd, Hosen, Hosenträgern, seiner alten Jagdmütze und seinen braunen Jagdstiefeln, kam er ins Zimmer, beugte sich über mein Bett und küßte mich auf die Wange. Ich konnte in seinem Atem eine Mischung aus Zigarettenrauch und dem Duft von Whiskey wahrnehmen. Sein Gesicht schien aufgedunsen zu sein, und ich bemerkte, daß er stark abgenommen hatte. »Hallo, Julia«, sagte er. »Ich wollte dich besuchen, bevor ich zur Jagd aufbreche.«

Seine Stimme klang rauh und kehlig, nicht mehr so tief und volltönend wie früher. Obwohl er immer noch so redete wie ein Mann, der sich an einem überfließenden Becher des Lebens gütlich tat, schien mein Vater seinen jugendlichen Elan verloren zu haben. Er zwinkerte mir zu und begann zu lachen. Der Klang seines Lachens tat mir gut. Auch ich lachte, als mir klar wurde, daß sein Wild bei dieser Jagd eine Frau sein mußte. Er hatte eine neue Freundin.

»Ich wollte nur schnell nach dir sehen und dir ein Geschenk geben«, sagte mein Vater. Er ging aus dem Zimmer und kam mit einem Fernsehapparat zurück. »Ich dachte, du würdest vielleicht ab und zu gern mal in die Röhre gucken. Ich weiß, wie gern du früher *I Love Lucy* und *Mission Impossible* gesehen hast. Ich selber sehe ja kaum fern, aber ich dachte, du würdest vielleicht etwas finden, das dich interessiert.« Er stellte den Fernseher auf den Tisch vor meinem Bett. Obwohl ich nicht wußte, ob die Krankenschwestern da mitmachen und mir erlauben würden, ihn zu benutzen, war ich trotzdem glücklich. Dad stöpselte den Apparat ein und schaltete ihn an. Zu meinem Entzücken – und zu meiner Überraschung – sah ich eine schöne blonde Frau in einem blauen, trägerlosen Kleid, die einen Spaziergang durch Paris machte. Sie kam an einem Restaurant vorbei, das, wie sie sagte, das berühmteste der Stadt sei, das Café Flore, dann erzählte sie, daß es einst ein Treffpunkt berühmter Schriftsteller gewesen sei. Ich nahm dies als Omen für meine erfolgreiche Zukunft als Dichterin und genoß die Tatsache, daß ich jetzt eine Verbindung zur Außenwelt hatte.

»Weißt du noch, wie wir manchmal in den Norden gefahren sind, Julie?« fragte mein Vater, während er den Fernseher leiser stellte. »Das waren schöne Zeiten. Ein Gewehr in der Hand, ein Hirsch auf dem nächsten Hügel und der Geruch nach feuchter Erde überall um uns herum. Erinnerst du dich, Schatz?« Die Erinnerung erfüllte mich mit Freude und Kummer gleichzeitig. In Gedanken war ich wieder vierzehn, stieg aus dem Bett und ging die Treppe hinunter, um Kaffee zu machen, bevor mein Vater und ich auf die Jagd gingen.

Er blieb nur für kurze Zeit und sprach davon, wie schön es draußen auf dem Land im Herbst sein würde. Er erwähnte weder meine Mutter noch sonst jemanden aus meiner Familie. Er machte auch keine Bemerkungen über das Krankenhaus und benutzte die Alphabettafel an meinem Bett nicht. Ich denke, er kam nur, um mir den Fernseher zu schenken und mir zu zeigen, daß er wußte, daß ich alles mitbekam. Er wollte auch sein Geheimnis mit mir teilen, wie er es getan hatte, als ich noch jung war. Obwohl ich traurig war, weil ich ihn einige Jahre nicht gesehen hatte, freute ich mich doch, daß er mich immer noch als Teil seiner verbotenen

Welt ansah. Bevor er ging, strich er mir über die Stirn und stellte den Fernseher lauter. Er sagte, er würde wiederkommen, aber ich hatte das Gefühl, daß er mich nicht noch einmal besuchen würde.

Meine Hüftgelenke wurden langsam wieder besser. An den Tagen, an denen ich ans Bett gefesselt war, sah ich fern. Ich sah einige Dinge, die mich entsetzten, einschließlich einer Sendung über eine Band, die die schlechteste Musik spielte, die ich je gehört hatte – kein Vergleich mit Elvis. Das Publikum schien wie rasend zu sein, als befänden sich die Leute alle im Drogenrausch. Sie trugen ausnahmslos Lederkleidung und hatten Ringe in den Nasen, und die Menge bewegte sich wie im Fieberwahn über den Bildschirm. Ein Teenager sprang auf die Bühne und erbrach sich. Die Szene war zutiefst schockierend. Kurze Zeit später zeigte der Apparat Aufnahmen eines Schlachtfeldes in El Salvador, eines Landes, von dem ich bisher niemals auch nur gehört hatte. Der Kommentator bezog sich auf die militärische Intervention der USA in einem Land namens Honduras, und ich erinnerte mich, daß ich seinerzeit, im Jahre 1969, die Krankenschwestern über Krieg hatte reden hören. Ich dachte, es könne sich unmöglich um denselben Krieg handeln wie den, über den die beiden damals geweint hatten. Der Bildschirm zeigte eine dunkle Straße und einige Frauen in Schwarz, die anscheinend neben Leichen standen.

Das Bild veränderte sich abermals, und ich sah einen mir vage vertrauten Mann in einem feinen Anzug. Hinter ihm hing eine amerikanische Flagge, und im unteren Teil des Bildschirms erschien ein Schriftzug. Ich konnte die Worte »Ronald Reagan – vierzigster Präsident der Vereinigten Staaten« ausmachen. John F. Kennedy war der fünfunddreißigste Präsident gewesen, und Lyndon B. Johnson war nach dem Attentat 1963 in seine Fußstapfen getreten. Aber wer war auf ihn gefolgt? Reagan sprach über die Verteidigung der Vereinigten Staaten gegen Infiltration aus dem Ausland, vor allem seitens der Russen. Er sagte auch etwas über Einschnitte in den Haushaltsausgaben und die Bedeutung von

Atomwaffen. Ich erinnerte mich an die Bombe, die 1945 über Japan abgeworfen worden war, und an den Bunker, den mein Vater für meine Familie gemacht hatte. Als wir damals die Nachrichten im Radio hörten, hatte Dad Beifall geklatscht und ausgesprochen unfreundliche Dinge über »die Kommunisten« gesagt. Nach all der Zeit, die ich in meiner Abgeschiedenheit zugebracht hatte, sah es so aus, als wären die Probleme der Welt immer noch dieselben; es sprachen lediglich andere Leute darüber.

Obwohl es mich faszinierte, zu sehen, wie sehr die Welt sich seit meiner Einlieferung ins Krankenhaus verändert hatte, war ich doch erleichtert, als ich in meinen Rollstuhl zurückkehren und andere Dinge tun konnte als fernzusehen. Während der Herbst des Jahres 1981 sich in Winter verwandelte, rollte ich durch die Gänge, parkte irgendwo an einem Fenster und blickte auf die nackten Zweige der Bäume unter mir hinaus, auf den Fluß, der dort vorbeiströmte, und die Autos, die sich in der Ferne bewegten. Ich saß da, betrachtete all diese Aktivität und sehnte mich nach dem Tag, an dem ich in Muße darüber würde schreiben können. Ich spürte einen starken Willen in mir. *Warum versuche ich nicht mit schierer Willenskraft, an ein Schreibgerät zu kommen?*« dachte ich und sah in Gedanken ein besonders schönes Gerät direkt neben dem Rollstuhlschalter auf dem Tisch vor mir stehen. Immer wieder sagte ich zu mir selbst: *Ich will ein Schreibgerät. Ich weigere mich, stumm zu bleiben.*

Die Monate verstrichen; ich hatte weitere Sitzungen der Beschäftigungstherapie, außerdem Psychotherapie bei Dr. Crawford. Ich benutzte den Apparat in der Abteilung für Sprachtherapie, um wiederholt um mein eigenes Schreibgerät zu bitten. Jemand von dieser Abteilung erklärte mir, daß die dafür zuständige Organisation Medicaid sehr langsam arbeite und daß es noch Jahre dauern könne, bis ich wieder etwas von der Agentur hörte. Vielleicht würde mir mein Wunsch sogar abgeschlagen werden.

Eines Morgens im Oktober 1982 bekam ich in meinem Zimmer auf Station D Besuch von einem Arzt und einer Krankenschwester. »Guten Tag, Mrs. Tavalaro«, sagte der Arzt. Das war das erste Mal, seit ich mich erinnern konnte, daß ein Arzt mich beim Namen nannte. Er lächelte freundlich und sah mir beim Sprechen in die Augen. »Wir haben Erlaubnis bekommen, Ihren Atemschlauch für eine Versuchsphase von einigen Monaten zu entfernen.«

Ich sah ihn ungläubig an. Der Schlauch, den man in meine Kehle gelegt hatte, um mir das Atmen zu erleichtern und zu verhindern, daß ich an meinem eigenen Speichel ersticke, war so lange dort gewesen, daß er mir wie ein Teil meiner selbst vorkam. Ich bemerkte ihn kaum noch und fragte mich, wie es sein würde, ohne ihn zu leben. Während die Krankenschwester eine Lampe hielt, spürte ich, wie der Arzt an dem Schlauch wackelte und ihn dann aus meinem Hals zog. Ich hatte Angst und war gleichzeitig aufgeregt. Einen Augenblick lang sagten weder der Arzt noch die Krankenschwester etwas. Der Arzt warf mir einen fragenden Blick zu, aber ich fürchtete mich vor dem Versuch, zu sprechen. Ich blieb still und bewegte weder den Hals noch die Augen. Ich sagte mir, daß ich, wenn ich sprechen konnte, jemanden bitten würde, Arlene und Joyce anzurufen, damit ich ihnen für all ihre Unterstützung und Sachkundigkeit danken konnte.

»Wie ist das, Mrs. Tavalaro?« fragte der Arzt schließlich. Ich stellte mir die Stimme in meinem Kopf vor, die sagte: »Sehr gut, Herr Doktor. Ich kann jetzt sprechen.« Während ich dies dachte, versuchte ich, Hallo zu sagen. Meine Kehle war verkrampft, als hätte jemand sie mit beiden Händen umspannt. Ich versuchte, die Zunge zu bewegen, aber sie kam mir so schwer vor wie Blei. Ich versuchte, den Mund zu öffnen und das Wort zu sagen, aber meine Kiefer wollten sich nicht bewegen. Ich hörte nur ein Stöhnen. Obwohl es lauter war als die Geräusche, die ich bisher hervorbringen konnte, ich konnte das Wort nicht aussprechen: kein

»H«-Laut, kein »E«, kein »L«, kein »O«. Das ganze Wort kam als ein einziges tiefes, flaches Stöhnen heraus.

Nachdem der Arzt gegangen war, wurde mir klar, daß ich wohl besaß, was Arlene »Stimme« genannt hatte, daß ich aber nicht in der Lage war, in Worten zu sprechen. Obwohl ich die ganze Zeit über instinktiv gewußt hatte, daß ich nie wieder würde sprechen können, hatte ein kleiner Teil von mir doch fast sechzehn Jahre lang diese Hoffnung gehegt. Jetzt war ich gezwungen, mich der schmerzlichen Wahrheit zu stellen. Wie aus dem Nichts hörte ich Arlenes ermutigende Stimme sagen: »Sie haben so wunderschöne Augen. Sie sind die Teile Ihres Körpers, die Sie am besten beherrschen. Benutzen Sie sie, um auf Dinge zu zeigen.« Ich dachte daran, wie ich mit Hilfe meiner Augen mit Bill »gesprochen« hatte, an jenem Tag, an dem er mich das erste Mal am Computer hatte arbeiten sehen. Ich sah mich in dem Raum um, sah die Frau, die in dem Bett neben meinem schlief, und hörte das Geräusch eines Apparates, der für sie atmete. Zumindest kann ich allein atmen, dachte ich.

Zum ersten Mal, seit ich ins Krankenhaus eingeliefert worden war, versuchte ich bewußt, mich zu beruhigen. Ich begann zu denken, daß meine Unfähigkeit zu sprechen mich vielleicht zu einem einzigartigen Menschen machte. Ich konnte jetzt Geräusche machen, die ich vorher nicht hatte machen können. Diese Geräusche gaben mir ein Werkzeug, wie rudimentär es auch sein mochte, mit dessen Hilfe ich mein Leben lenken konnte. Ich konnte leise Geräusche hervorbringen, um die Aufmerksamkeit eines anderen Menschen auf mich zu lenken, oder ich konnte laut heulen, um ein »nein« anzudeuten. Ich verfügte über verschiedene Tonlagen, die meine tiefe, leise Stimme des Zorns unterstrichen. Stöhnen, Ächzen, Summen – diese Laute würden, im Verein mit Augenbewegungen, meine Sprache sein.

Ich begann, Laute auszustoßen, um die Aufmerksamkeit meiner Mitmenschen zu gewinnen. Wenn mir jemand den Mund mit einem Papiertuch abwischen sollte, stöhnte ich die Schwester im Zimmer an. Wenn sie mich ansah, blickte ich zu der Schachtel mit Papiertüchern hinüber, dann sah ich wieder die Schwester an und dann erneut die Papiertücher. Wenn meine Beine so schmerzten, daß ich glaubte, Elektroschocks würden mir durch Schenkel, Hüften und Rücken fahren, sah ich meine Beine an und weinte, so laut ich konnte. Manchmal bemerkte eine Krankenschwester diese Geräusche mit der Augenbewegung und schob meine Beine enger zusammen oder griff nach einem Papiertuch, um mir den Mund abzuwischen. Augenblicklich ließ ich meine Augen in Dankbarkeit erstrahlen.

Wieder einmal begann ich, an Aktivitäten der Abteilung für Sprachtherapie teilzunehmen, diesmal, um die Lautstärke und die Mannigfaltigkeit der Laute zu vergrößern, die ich nun erzeugen konnte. Ich überlegte, daß ich meine neuen Lautäußerungen zur Gänze ausschöpfen und anderen nicht mehr erlauben wollte, ohne meine Einwilligung irgend etwas mit mir zu tun. Aber ich sollte schon bald die Konsequenzen entdecken, die die Benutzung dieser Geräusche nach sich zog. Weniger als einen Monat nach der Entfernung des Schlauches kam eine Schwesternhelferin in mein Zimmer, um mich zu füttern.

Es war ein kalter Tag Anfang November, und die Helferin wirkte ungeduldig. Ich hatte Hunger, und sie ließ sich Zeit. Sie kam ins Zimmer, machte sich an dem Fernseher zu schaffen, den mein Vater mir mitgebracht hatte, verfolgte die Sendung eine Minute lang und ging dann wieder. Mein Essen stand mehr als eine halbe Stunde auf dem Tisch. Endlich kehrte die Helferin zurück. Ich wollte ihre Aufmerksamkeit erregen, daher summte ich leise. Sie bemerkte mich nicht, also stöhnte ich. Sie ignorierte mich immer noch. Ich stöhnte lauter und begann dann zu weinen. Sie drehte die Lautstärke meines Fernsehapparates höher, und ich heulte. Ich lehnte mich, so weit ich konnte, in meinem Stuhl zurück, wölbte den Rücken und weinte, um sie dazu zu bringen, mich zu füttern.

Sie sagte: »Du hörst besser auf zu flennen, oder ich werde überhaupt nichts für dich tun, Tavalaro.« Als ich nicht aufhörte zu weinen, eilte sie zum Waschbecken hinüber, holte sich einen Waschlappen und stopfte ihn mir in den Mund.

Ich konnte nicht atmen. Die Schwesternhelferin ragte, die Hände in die Hüften gestemmt, vor mir auf. Nach allem, was ich durchgestanden habe, dachte ich, werde ich nicht unter den Händen irgendeiner Idiotin sterben, die lieber die Nachrichten sehen will, als ihre Arbeit zu tun. »Hast du jetzt genug, du Miststück?« fragte sie. »Hörst du jetzt endlich auf, Spielchen mit mir zu spielen?« Ich war ihr ausgeliefert. Sie ging zum Fernseher hinüber, schaltete um und kam dann lässig zu meinem Bett. Sie streckte die Hand aus und nahm mir den Lappen aus dem Mund. Mit einem Mal, bevor ich Zeit hatte, wieder Atem zu schöpfen, begann sie, mir Joghurt in den Mund zu stopfen. Erst als ich zu würgen begann, hielt sie lange genug inne, um mich weiteratmen zu lassen.

Nachdem sie mich fertig gefüttert hatte, besann ich mich wieder auf das Gelöbnis, das ich mir gegeben hatte: Für mich zu sorgen. Ich besaß einen Rollstuhl und einen Mundschalter, mit dem ich ihn bedienen konnte. Ich hatte eine Alphabetkarte, und ich kannte den Grundriß des Krankenhauses, vor allem wußte ich, wo das Büro des Leiters des Pflegedienstes lag. Ich beschloß, dort hinzugehen und eine offizielle Beschwerde einzureichen.

Ich parkte meinen Rollstuhl vor dem Büro und weigerte mich, wegzugehen, bis jemand herauskam und mit mir sprach. Zu guter Letzt erschien der Leiter des Pflegedienstes, und ich buchstabierte, was geschehen war. Binnen eines Monats war die Frau, die mir den Lappen in den Mund gestopft hatte, nicht länger auf Station D beschäftigt.

Gleich nach diesem Zwischenfall wurde ich auf Station C verlegt. Ich betrachtete das als Indiz dafür, daß das Krankenhaus meine Verlegung auf Station A vorbereitete. Aber das war nicht der Fall; ich sollte noch drei weitere Jahre auf Station C bleiben.

Diese Phase war relativ ruhig. Ich versuchte, im Büro der Sprachtherapie Gedichte zu schreiben, und hoffte weiterhin auf ein neues Kommunikationsgerät und ein Bett auf Station A.

Dann, eines Nachts Ende Dezember 1984, hatte ich einen Traum, in dem meine Großmutter väterlicherseits, Nana, auf einem schneebedeckten Hügel erschien, den ich nicht wiedererkannte. Überall um sie herum ragten steifgefrorene Kiefern auf, und ich sah ihr Gesicht, in Eisstückchen widergespiegelt. Es ging ein böiger Wind, der den Pulverschnee zu Gestalten aufwarf, die Ähnlichkeit mit Leibern hatten. Es waren weder Menschen noch Häuser zu sehen. Ich erinnerte mich daran, wie Nana mich an dem Tag vor zehn Jahren, als ich im Bellevue beinahe gestorben wäre, besucht hatte, und an ihr Erscheinen, kurz bevor Arlene sich mir vorstellte. Wieder einmal streckte sie mir die Hand hin und rief, ich solle in ihre warmen Arme kommen. Der Wind peitschte den Schnee um sie herum auf, aber er griff weder nach ihrem Haar noch nach dem schwarzen Kleid, das sie trug. Anders als in den Träumen zuvor wollte ich nicht auf sie zugehen, ganz gleich, wie lange sie in der Kälte stand. Ich sah sie voller Liebe an, aber ihren Trost brauchte ich nicht mehr.

Einige Tage nach diesem Traum kamen Joan und Dr. Crawford in mein Zimmer. Ich war zutiefst erschrocken, meine Schwester zu sehen, da sie mehr als zwei Jahre nicht mehr bei mir gewesen war. Joanie weinte, und Dr. Crawford machte ein ernstes Gesicht. Einen Augenblick lang sprach keiner von ihnen ein Wort. Dann sagte Joanie: »Julie, ich komme mit schlimmen Neuigkeiten.« Sie wischte sich mit einem Papiertaschentuch über die Augen, und ich wußte, etwas Furchtbares war geschehen. »Dad ist vor zwei Tagen gestorben, in der Nacht des 28. Dezembers. Es war Krebs.« Das war das erste Mal, daß ich von der Krankheit meines Vaters hörte. Joanie nahm mich in den Arm, und ich weinte leise. Ich hatte das Gefühl, als hätte ich einen Teil von mir selbst verloren.

Während der Mitte der achtziger Jahre wartete ich unentwegt darauf, auf Station A verlegt zu werden; ich sah fern, machte meine Therapie bei Dr. Crawford und nahm an Aktivitäten der Sprach- und Beschäftigungstherapie teil. Um in der Nähe von Büchern zu sein, ging ich häufiger in die Bibliothek. Ich hörte mir auch weiterhin die Bandaufnahmen von Büchern an, es waren überwiegend Liebesromane. Als junge Frau hatte ich Liebesromane verschlungen, aber jetzt erschienen sie mir geschmacklos und verlogen. Ich glaubte nicht länger an diese Geschichte.

Als ich schon beinahe jede Hoffnung aufgegeben hatte, jemals ein Schreibgerät zu bekommen oder auf Station A ziehen zu dürfen, schrieb Bill einen Brief an den Verwaltungsdirektor des Krankenhauses. Ohne um den heißen Brei herumzureden, erhob er den Vorwurf, das Krankenhaus zögere meine Anträge hinaus. Einige Wochen später kam eine Krankenschwester, um mir eine gute Nachricht zu überbringen: Meinem Antrag auf eine Verlegung nach Station A war endlich stattgegeben worden! Ich brauchte nur noch zu warten, bis ein Bett verfügbar wurde.

Ich glaubte, ich würde mich nur einige Wochen oder höchstenfalls Monate gedulden müssen. Ich tat, was ich immer tat, und rechnete jeden Tag damit, daß jemand aus der Verwaltung mich darüber informieren würde, daß ein Bett freigeworden sei. Aber die Wochen verwandelten sich in Monate, und es hatte sich noch immer nichts getan. Die Monate wurden zu Jahren. Erst 1986 – fast sechs Jahre, nachdem ich meinen ersten Antrag gestellt hatte – wurde ich endlich verlegt. Am Tag meines Umzugs war ich gleichzeitig glücklich und voller Angst. Ich wußte nicht, was ich erwarten sollte und wie ich mich auf Station A einfügen würde. Aber mir blieb nicht viel Zeit, mir Sorgen zu machen, denn ich lernte schon bald eine Schwesternhelferin kennen, Deloris Cook, die mir half, meinen Wechsel auf Station A so glatt wie möglich zu gestalten.

Die gütige und fröhliche Deloris war voller Lachen. »Ich bin

Cook«, sagte sie, »so nennt mich hier jeder.« Dann lächelte sie, und ich hatte das Gefühl, daß ich ihr vertrauen könne. Schon sehr bald nannten wir einander beim Vornamen. Ich beobachtete sie, wie sie mit großer Energie durch die Station ging, regelmäßig lachte und lächelte, die Einwohner des Goldwater-Hospitals beim Namen nannte und jede Gelegenheit ergriff, um einen Scherz zu machen. Das ist eine Frau mit einer großen Seele, dachte ich. Ich wollte ihre Freundin werden.

Es dauerte nicht lange, da begann Deloris, mich zu grüßen, wann immer sie zu ihrer Spätschicht auf die Station kam. Wenn ich schlechter Laune war, nannte sie mich »mageres kleines Ding« und sagte mir, wie schön meine Haut sei. Wenn ich traurig war, riß sie Witze. Oft nahm sie sich die Zeit, um mich auf der Alphabetkarte kleine Botschaften buchstabieren zu lassen. Von Anfang an schien sie meinen Wunsch zu verstehen, daß die Krankenschwestern bei meiner Versorgung Rücksicht auf meine Meinung nahmen. Deloris gab mir das Gefühl, auf einer Stufe mit ihr zu stehen. Sie kaufte Olivenöl und massierte mich täglich damit, damit meine Haut geschmeidig blieb. Während sie mich sanft mit dem Öl einrieb, sagte sie: »Wir werden Sie schön glatt machen, Schätzchen, damit Sie in Ihrem Stuhl mühelos runterrutschen können.« Sie nahm sich auch selbst gelegentlich auf die Schippe. »Julia«, sagte sie zum Beispiel, »meinen Sie, ich werde dünner? Ich möchte mir einen Freund zulegen.« Ich neckte sie, indem ich N-E-I-N auf der Alphabettafel buchstabierte. Oder ich spritzte ihr einen Tropfen von dem Parfüm auf, das Bill mir gekauft hatte. »Was soll ich machen?« fragte sie dann, »soll ich das zu meinem Rendezvous tragen?« Ich hob den Blick. »Und das soll mir dann wohl einen Mann einbringen, hm?« Ich lächelte und dachte daran, daß meine Mutter früher immer gesagt hatte, Parfüm sei etwas für eine *putta.*

Eines Tages bekam ich eine offizielle Aufforderung, mich als Geschworene bei Gericht zur Verfügung zu stellen. Deloris las die

Aufforderung vor, ohne mit der Wimper zu zucken, und ich begann sofort, mir Sorgen zu machen – wie sollte ich mich vor Gericht verständigen? Dann begann Deloris zu lachen. »Jetzt wissen wir, wer die wirklich Verrückten sind«, sagte sie. »Ich finde, wir sollten Ihnen für ihr Geld etwas bieten. Was meinen Sie?«

Ich hob enthusiastisch den Blick. B-I-T-T-E-N S-I-E U-M B-E-S-O-N-D-E-R-E E-S-K-O-R-T-E, buchstabierte ich.

»In Ordnung«, sagte Deloris. »›Bitte schicken Sie uns Geld für ein Taxi. Noch besser, schicken Sie gleich einen Krankenwagen. Wenn Ihnen das nicht möglich ist, würden Sie freundlicherweise den Bürgermeister von New York schicken – wir brauchen eine Eskorte.‹ Wie klingt das?« fragte sie, als sie von dem Briefbogen aufblickte.

Wir begannen beide zu lachen. Zuerst lachte ich über Deloris' Sorglosigkeit im Angesicht möglicher Folgen dessen, was wir taten. Dann begann ich über die Lächerlichkeit des Gedankens zu lachen, daß ich in diesem Rollstuhl festsaß, über die Absurdität der Tatsache, daß ich meine Familie verloren hatte, weil mein Zustand ihnen Angst machte. Ich lachte darüber, daß ich mich von einer atemberaubenden Schönheit, die alle Männer entwaffnete, in eine Frau verwandelt hatte, die, obwohl innerlich derselbe Mensch, keinen Mann dazu hätte bewegen können, sie in die Arme zu nehmen, selbst wenn sie es versucht hätte.

Ich lachte über das pürierte Essen und den Geruch von Urin in den Gängen, über die Menschen, die mich bei Bloomingdale's angegafft hatten, und die Ärzte, die sich sechs Jahre lang nicht einmal die Mühe gemacht hatten, herauszufinden, ob ich irgend etwas wahrnahm. Ich lachte, bis ich weinte.

Und dann begann ich wirklich zu weinen – um meine verlorene Tochter, meine verstummte Stimme, meine verkrümmten Glieder. Ich weinte um den Schmerz, der in meinem Rücken pochte, und um die vielen Male, die ich sterben wollte. Deloris sah mich an, und ich bemerkte die Tränen, die auch ihr übers Gesicht liefen.

»Was sollen wir nur mit Ihnen machen, Julia?« fragte sie und wischte sich die Augen ab. Sie berührte mich an der Schulter, und ich war dankbar, daß ich auf ihre Station verlegt worden war.

Wir wandten uns wieder dem Geschworenenformular zu und füllten die Einzelheiten aus, indem wir falsche Angaben über mein Geburtsdatum, meinen Geburtsort, meine Rasse und meinen Beruf machten. Statt einundfünfzig war ich erst fünfundzwanzig. Statt aus Inwood auf Long Island zu stammen, kam ich jetzt aus der Karibik. Ich war nicht mehr weiß, sondern schwarz. Und ich war keine Behinderte mehr, sondern ein Showgirl aus Las Vegas.

Als Deloris den Brief den anderen Schwesternhelferinnen und den Krankenschwestern zeigte, begannen sie mit mir zu scherzen; sie nannten mich ein schwarzes Mädchen und sprachen mich mit nachgeäfftem Akzent an. Zum ersten Mal schienen sie zu begreifen, daß ich gar nicht so anders war als sie. Obwohl weiterhin jeder Tag schwierig blieb, war mir im allgemeinen leichter ums Herz, und ich war hoffnungsvoller. Trotz eines Unfalls mit dem Rollstuhl im Jahre 1986, bei dem ich mir das linke Schienbein und das Wadenbein brach – und mir damit dauerhafte Probleme mit diesem Bein zuzog –, bewahrte ich meine Hoffnung und konzentrierte mich auf die Zukunft.

Schon bald hatte ich etwas, das für diese Zukunft alles veränderte: Mein eigenes Kommunikationsgerät! 1987 – fünf Jahre nach meinem ersten Antrag und zehn Jahre, nachdem ich angefangen hatte, den Macintosh und den tragbaren Drucker zu benutzen – hatte ich jetzt ein Gerät, das ich mein eigen nennen konnte. Es war ein Scanner, ähnlich denen, die ich zusammen mit Arlene benutzt hatte. Ein rotes Licht beleuchtete einen Buchstaben nach dem anderen auf einem kleinen Bildschirm. Arnoldo brachte mir auf der rechten Seite meines Stuhls einen zweiten Schalter an, und wenn der entsprechende Buchstabe aufleuchtete, drückte ich mit der rechten Wange gegen diesen Schalter. Der Buchstabe wurde dann auf einem tragbaren Drucker ausgegeben.

Anschließend kehrte der Scanner dann zu dem Buchstaben *A* zurück, und ich wartete, bis das Licht den nächsten Buchstaben meiner Wahl erreichte. Jetzt konnte ich ernsthaft an meinen Gedichten arbeiten.

Ich stellte sofort einen Tagesplan auf. Die Krankenschwestern nahmen mich gegen Mittag aus dem Bett, ich aß etwas, und dann machte ich mich an die Arbeit und begann zu schreiben. Mein Ziel war es, jeden Tag ein Gedicht zu schreiben, aber manchmal schrieb ich drei bis vier, bevor ich zur Abendessenszeit aufhörte. Nach dem Abendessen begann ich von neuem, indem ich den endlosen Zyklus der roten Punkte anstarrte, aus denen ich Sprache machte.

Ich besaß mein Schreibgerät erst einige Monate, als jemand von der Rehabilitationstherapie mich zu einem Schreibkurs einlud, den das Krankenhaus anbot. Noch bevor er mir alles über den Kurs erzählt hatte, begriff ich, daß dieser Kurs genau die Chance war, auf die ich gewartet hatte. Wieder und wieder hob ich den Blick, so hoch ich nur konnte.

Eines Tages im Herbst 1987, als die grünen Blätter leuchtende Rot- und Gelbtöne annahmen, begann ich im Alter von zweiundfünfzig Jahren meinen ersten Schreibkursus. Der Workshop war 1985 von einer Dichterin namens Sharon Olds und einer Organisation initiiert worden, die sich Very Special Arts nannte. Ich fand heraus, daß die Begründerin dieser Organisation keine andere war als Jean Kennedy-Smith, John F. Kennedys Schwester. Sharon arbeitete als außerordentliche Professorin an der New York University, und zusammen mit Autoren wie Erika Duncan, Carolyn Foché, Allen Ginsberg und Ruth Stone hielt sie in jenen ersten zwei Jahren die Kurse ab.

An dem Tag, an dem ich dem Workshop beitrat, war ich einer von zwölf Patienten des Goldwater-Hospitals, die in der Bibliothek des Krankenhauses einen Kreis bildeten. Wir alle saßen in Rollstühlen, und die meisten von uns konnten ihre Hände nicht benutzen. Einige von uns sprachen, und andere mußten Kommunikationsgeräte oder Buchstabentafeln mit Bildern darauf benutzen. Unsere Behinderungen reichten von Multipler Sklerose, zerebraler Parese, Folgen von Schlaganfällen und Verletzungen der Wirbelsäule bis hin zu Komplikationen infolge von Drogenmißbrauch, und die meisten von uns lebten seit einer ganzen Reihe von Jahren in Goldwater. Wir stellten uns einander vor und sagten, wo wir geboren waren, und die daran anschließende Diskussion konzentrierte sich auf die Frage, was wir als jeweils einzigartige Individuen aus verschiedenen Teilen des Landes und der Welt eigentlich gemeinsam hatten.

Dieser Workshop und die anderen, an denen ich während der nächsten sechs Jahre teilnahm, wurden von einer Gruppe abgehalten, die aus jeweils drei Studienabgängern der New York University gebildet wurde. In jedem Semester wurde jeder Goldwater-Autor einem der Dozenten zugeteilt, die uns einmal wöchentlich auf unseren Zimmern besuchten. Da ich meine Arbeiten nicht laut vorlesen konnte, war diese Phase des Workshops besonders wichtig. Meine Tutoren, wie ich sie schließlich nannte, lasen mir meine Gedichte vor und übten hilfreiche Kritik. Sie sprachen auch über den Schreibprozeß, über aktuelle Ereignisse, das Leben im Krankenhaus und Filme.

Vier Jahre lang schrieb ich weiterhin jeden Tag und produzierte mehr als zweihundert Gedichte. Aber ich spürte, daß meiner Arbeit irgendwie das Element des Wagnisses fehlte. Erst im Herbstsemester 1991, als Dana Levin, Ernie Mumick und Richard Tayson den Kurs abhielten, war ich in der Lage, meine Ängste loszulassen, und schrieb meine besten Gedichte.

Richard war während dieses Semesters mein Tutor. Er war groß und dünn, sein Lächeln sexy. Wenn er auf der Station zu Besuch war, neckte Deloris mich damit, daß ich wohl einen neuen Freund hätte. Von Anfang an nahm Richard meine Gedichte sehr ernst. Obwohl er keine persönlichen Fragen stellte, erkundigte er sich nach meiner Schreibmethode. Als ich ihm erklärte, daß ich meine Gedichte häufig auswendig lernte, bevor ich sie mit Hilfe meines Apparates niederschrieb, schien er beeindruckt zu sein. Er beobachtete mich beim Schreiben und staunte über meine Geduld. »Wie machen Sie das nur?« fragte er einmal. »Sie müssen ein Engel aus einer anderen Welt sein, daß Sie es fertigbringen, dazusitzen und zuzusehen, wie dieses rote Licht endlos durch das Alphabet flitzt!« Ich blickte zu ihm auf und sah dann die Alphabetkarte an. K-E-I-N E-N-G-E-L. N-U-R W-I-L-D E-N-T-S-C-H-L-O-S-S-E-N G-E-D-I-C-H-T-E Z-U S-C-H-R-E-I-B-E-N.

Während dieses Semesters ermutigte Richard mich, über Teile meines Lebens zu schreiben, die in Schweigen eingehüllt waren. »Was ist mit Ihrer Wut«, fragte er zum Beispiel, »oder Ihren Gefühlen für Männer? Was ist mit Traurigkeit und Angst?« Ich hatte keine Antwort auf diese Fragen parat.

Nicht lange danach brachte Richard einen Druck von van Goghs Bild »Krähen über einem Kornfeld« mit. Dieses Gemälde sah ich immer wieder an – es schien so bedrohlich zu sein mit diesen Vögeln, die da über den goldenen Weizen flogen. Ich wußte nicht recht, was ich davon halten sollte, aber etwas daran ließ die gleichen Gefühle anklingen wie der Schmerz, den ich in meinem Leben erfahren hatte. Der Maler mußte in einer Isolation gelebt haben, die genauso tief ging wie meine eigene.

In jener Nacht traumte ich, ich sähe mich selbst auf einem Feld. Vögel kreisten über mir, und goldener Weizen streifte meine Schenkel. Als ich durch das Feld ging, konnte ich das Klatschen von Flügeln und das Rascheln von Weizenhalmen im Wind hören. Ich hörte mein kleines Mädchen weinen und die im Streit erhobenen Stimmen meiner Eltern. Ich spürte Wasser, das sich zu meinen Füßen sammelte, und ich sah einen Ozean in der Ferne. Dann verwandelte sich der Weizen in den goldenen Teppich, den ich an jenem Abend, an dem ich in dem Haus an der Roosevelt Street die

Besinnung verloren hatte, unter meinem Körper gespürt hatte. Im Traum fühlte ich, als ich auf meine Füße hinabblickte, wie mein Geist aus mir heraustrat und über die Erde hinwegflog.

Am nächsten Tag schrieb ich »Heufeld im Ozean«. Seit ich in Goldwater war, hatte ich Erlösung nicht nur aus meinem gelähmten Körper, sondern auch aus der Anstalt selbst ersehnt. Dieses Gedicht erlaubte es mir, in meine Phantasie zu entfliehen und mich für einen Augenblick vom Schmerz zu befreien.

Die Niederschrift dieses Gedichtes gab mir das Zutrauen, die Themen zu erkunden, die ich bisher unausgesprochen gelassen hatte. Obwohl ich über Judy geschrieben hatte, war mir klar, daß ich den tiefen Schmerz, mit dem ihre Abwesenheit mich immer noch erfüllt hatte, stets mied. Ich konnte mich einfach nicht mit der Tatsache aussöhnen, daß ich Judy in den Jahren zwischen meinem Erwachen aus dem Koma und meiner Teilnahme an den Schreibworkshops keine zehnmal gesehen hatte.

Ich machte mich daran, Gedichte zu schreiben, in denen ich zum ersten Mal an den Verlust meiner Tochter rührte. Ich ging zurück zu der Nacht der Schlaganfälle, zurück zu dem Tag im Garten, als ich ihr die Namen der Blumen beibrachte. Ich kehrte in die Zeit zurück, in der sie zu mir gekommen wäre, um mich um Geld zu bitten, weil sie einen Gebrauchtwagen kaufen wollte. Schließlich schrieb ich darüber, daß ich manchmal ihre Stimme in meinem Zimmer hörte und auf eine Aussöhnung hoffte. Mit jedem Gedicht wuchs mein Verständnis dafür, in welcher Weise meine Schlaganfälle ihr Leben beeinflußt hatten.

Nachdem ich eine Zeitlang an diesen Gedichten gearbeitet hatte, bekam ich überraschend Besuch von Judy. Sie kam zu mir, um mir zu erzählen, daß sie sich verlobt habe und daß sie und ihr Verlobter, Cary, am Valentinstag 1992 heiraten wollten. Ich dachte an meine Hochzeit mit Jim und fand die Übereinstimmung des Hochzeitsdatums schmerzlich. Aber dann dachte ich, daß es Judy und mich vielleicht einander näherbringen würde. Obwohl ich nicht zu der Hochzeit eingeladen war, war sie an jenem Tag gekommen, um mir ihren Verlobungsring zu zeigen. Sie hielt mir die Hand hin, und ich war aufrichtig glücklich für sie. Obwohl ich sie dann drei Jahre lang nicht wiedersah, war ich dankbar, daß sie mir die Neuigkeit mitgeteilt hatte.

Von 1991 bis 1993 arbeitete ich weiter an meinen Gedichten und begann ernsthaft darüber nachzudenken, sie zu veröffentlichen. »Wut« wurde in der Zeitschrift *Breakthrough* abgedruckt, und das gab mir die Hoffnung, daß sich auch meine anderen Gedichte würden veröffentlichen lassen. Ich machte mich daran, die Gedichte in Gedanken zu ordnen, und stellte sie in meiner Phantasie nebeneinander, um zu sehen, wie sie einander kontrastieren und ergänzen würden. So wie bei dem Kommunikationsgerät machte ich mich ganz bewußt daran, meine Willenskraft auf die notwendigen Elemente zu konzentrieren, die ich zur Veröffentlichung meiner Arbeiten brauchte.

Im Herbst 1993 wurde Richard dafür engagiert, die Schreibworkshops der New York University am Goldwater Hospital zu koordinieren. Wenn er im Krankenhaus war, kam er bei mir vorbei, um zu sehen, wie ich zurechtkam. I-C-H S-C-H-R-E-I-B-E E-I-N B-U-C-H, erzählte ich ihm eines Tages. W-Ü-R-D-E-N S-I-E M-I-R H-E-L-F-E-N? Er sagte ja. Er machte sich Kopien von allen Gedichten, die ich bis dahin geschrieben hatte, und im Oktober und November verbrachten wir viel Zeit damit, die Gedichte zu lesen. Wir entwickelten eine Methode, mit deren Hilfe wir die Effektivität eines jeden Gedichtes beurteilten. Richard las das Gedicht zweimal, und jeder von uns stufte es auf einer Skala von eins bis zehn ein. Nachdem wir alle Gedichte gelesen hatten, behielten wir diejenigen, die eine Note von sieben oder höher errungen hatten. Gemeinsam sortierten wir dann diese Gedichte und suchten nach einer Möglichkeit, sie zu ordnen.

Bevor wir damit fertig waren, wurde ich eingeladen, an einer Dichterlesung der New York University teilzunehmen. Am 29.

Oktober 1993 wurde eine Reihe von Goldwater-Autoren in einem Krankenwagen zum Randolph Sommerville Theater auf dem Washington Square East in Manhattans West Village gebracht. Als ich in das Theater geschoben wurde, sah ich, daß sich eine gewaltige Menschenmenge dort eingefunden hatte, und ich konnte eine elektrisierende Erregung in der Luft spüren. Vor einem Publikum von mehr als zweihundert Menschen lasen Gwendolyn Brooks, Evgenij Jewtuschenko, Sharon Olds und Cornelius Eady Beispiele aus den Arbeiten der Dichter von Goldwater vor. Ekstase ergriff mich, als Sharon in einem schwarzen Kleid und grell pinkfarbenen, hochhackigen Schuhen auf die Bühne trat. Sie las meine Gedichte mit einer klaren Stimme vor, die wie das Läuten einer kleinen Glocke klang.

Als wir die Lesung verließen, schienen die Sterne näher zu sein, und der Mond sah aus, als verkörpere er das Wunder des Universums selbst. Ich roch die Düfte des späten Herbsts und dachte, daß alle Autoren von Goldwater an diesem Abend etwas sehr Wichtiges getan hatten. Mehr denn je war ich mir sicher, daß ich meine Berufung gefunden hatte, und ich verdoppelte meine Anstrengungen, meine Gedichte zu einem Buch zusammenzustellen.

Eines Tages, es war um Weihnachten herum, schlug Richard vor, ich solle doch einmal versuchen, etwas Prosa zu schreiben. »Nur so zum Spaß«, sagte er, »um zu sehen, was Sie zustande bringen.« Obwohl sich am Ende herausstellte, daß es alles andere als ein Spaß war, begann ich, über meine Kindheit zu schreiben und darüber, wie es gewesen war, in meiner Familie aufzuwachsen. Ich fand die Niederschrift solch langer Sätze qualvoll, aber ich kam auf den Gedanken, daß ein Buch über meine Erfahrungen, geschrieben in Prosa und unterbrochen von Gedichten, größeren Einblick in die Frage geben würde, wie es war, mit einer Behinderung zu leben.

Dann kam die Gelegenheit, auf die ich gewartet hatte. Im Januar 1994 besuchte mich Michael Kaufman, ein Journalist bei der

New York Times, der mich interviewen wollte, um einen Artikel über mein Leben zu schreiben. Ich fühlte mich geehrt und nahm seine Einladung schnell an. Sein Artikel erschien am 15. Januar 1994 zusammen mit vier von meinen Gedichten und einem Teil eines fünften. Es wurde sogar ein Foto von mir in meinem Rollstuhl mit meiner Alphabetkarte auf dem Tisch vor mir abgedruckt. Ich war außer mir vor Freude! Obwohl ich nicht mehr aussah wie Marilyn Monroe, war ich stolz darauf, lächelnd zu jedem Menschen aufzublicken, der an diesem Tag die Zeitung las.

Dann kam ein Angebot, wie man es nur einmal im Leben bekommt: Ein Verlag namens »Kodansha America« wollte mein Buch bringen! Richard erzählte mir, daß Kodanshas Vizepräsident, Minato Asakawa, den Artikel in der *New York Times* gelesen und Kontakt zu ihm aufgenommen habe, damit er mir helfe, das Buch zu schreiben. Es gab mir ungeheure Zuversicht, zu wissen, daß Kodansha genügend an mich glaubte, um meine Arbeit als Autorin zu unterstützen. Ich hatte jetzt die Gelegenheit, meine Erfahrungen mit dem Leben im Krankenhaus einem großen Publikum mitzuteilen.

Nachdem ich fast zwei Jahre lang an dem Buch gearbeitet hatte, erlebte ich eine weitere Überraschung. Eines Morgens gegen Ende Dezember 1995 kam eine Schwester in mein Zimmer, um mir mitzuteilen, daß Judy mich besuchen wolle. Als Judy in mein Zimmer kam, hielt sie ein Baby im Arm. Ich sah den geschmeidigen Körper meiner Tochter, ihre dunkelgrünen Augen, ihr langes, braunes Haar und das schmale Horwatgesicht. *Das ist mein kleines Mädchen,* dachte ich und kämpfte gegen meine Wut und meine Tränen an, versuchte, die Tatsache zu vergessen, daß sie kein kleines Kind mehr war – sie war dreißig.

»Das ist Harrison«, sagte sie, »mein kleiner Sohn.« Voller Staunen sah ich den Jungen an. »Und das ist mein Mann, Cary.« Er hatte ein freundliches Gesicht, dunkle Augen, schwarzes Haar und war von kräftiger Statur.

»Harrison ist jetzt fast ein Jahr alt«, fuhr Judy fort, während sie ihrem Mann den Kleinen in die Arme legte. »Er ist am 31. Januar 1995 geboren worden. Das war dein sechzigster Geburtstag, nicht wahr?«

Ich blickte nach oben. Ich wußte nicht einmal, daß ich ein Enkelkind hatte, ganz zu schweigen von einem, das mein Geburtsdatum teilte. Während Judys ganzer Kindheit war ich in diesem Krankenhaus eingesperrt gewesen. Jetzt würde ich auch die Jugendjahre meines Enkelsohns verpassen. Aber dann nahm ich es als Zeichen: Ich begriff, daß Judy mich nicht so einfach vergessen würde, wenn sie einen Sohn hatte, der an meinem Geburtstag zur Welt gekommen war.

Judy nahm die Alphabetkarte zur Hand und ließ einen Finger über die Buchstaben gleiten. Sie konzentrierte sich sichtbar, und ich wußte, daß sie versuchte, mich zu akzeptieren. Jeder Buchstabe war ein Berg, den wir zum ersten Mal gemeinsam erklommen. S-C-H-Ö-N D-I-C-H N-A-C-H S-O L-A-N-G-E-R Z-E-I-T W-I-E-D-E-R-Z-U-S-E-H-E-N, buchstabierte ich. Die Augen meiner Tochter füllten sich mit Tränen. Sie sagte nichts, und ich begriff, wie schwierig ihr Leben ohne mich gewesen sein mußte. Ich spürte, wie mein Ärger dahinschmolz, und ich begann, ihr zu verzeihen.

D-E-I-N S-O-H-N I-S-T E-I-N P-R-A-C-H-T-K-E-R-L. »Ja, Mom, das finden wir auch«, sagte sie, wischte sich über die Augen und lächelte Cary an. »Und dabei haben Sie ihn noch gar nicht aus der Nähe gesehen, Mrs. Tavalaro«, fiel Cary ein. »Soll ich ihn vor Sie auf Ihren Rollstuhl setzen?«

Ich blickte nach oben, und kaum hatte ich mich versehen, saß da ein wunderschöner kleiner Junge auf dem Plexiglastisch vor mir, sieben oder acht Zentimeter von meinem Gesicht entfernt. Er trug eine weiße Strampelhose und roch nach Babypuder. Judy nahm die blaue Strickmütze von seinem Kopf. Harrison streckte die Hand aus, und ich fühlte seine Finger auf meinem Gesicht.

»Er mag dich wirklich«, sagte Judy mit einem Seitenblick auf ihren Mann. »Sieh nur, wie er dich anfassen möchte. Das macht er bei den meisten Leuten nicht. Er ist ziemlich scheu.«

Ich spürte Harrisons Finger auf meinem Kinn, meinen Lippen, meinen Augen, und ich dachte an jene Tage vor so langer Zeit, an denen ich mit Judy im Garten saß und ihre kleinen Finger mir übers Gesicht strichen. Jetzt erkundete Harrison meine Hände; er hatte keine Angst, meine marmorfarbenen Knöchel und meine fest zusammengeballten Fäuste zu berühren. Er blickte zu mir auf und stieß leise, gurrende Laute aus. Ich wollte ihn in die Arme nehmen, ihn küssen und ihm sagen, wie dankbar ich sei, ihn zu sehen.

Judy nahm eine neue Ledertasche aus einem Beutel, hielt sie hoch und fragte, ob sie mir diese anstelle meiner alten Tasche geben dürfe. Dann warf sie meine schwarze Handtasche in den Mülleimer und hängte die neue über die Armlehne meines Rollstuhls. »Sei vorsichtig mit Omas Augen«, hörte ich Cary sagen. Ich sah Harrison an. Er griff nach meiner Hand und gluckste. In diesem Augenblick wußte ich, was wahres Glück ist.

Epilog

DIE NACHT SENKT SICH HERAB, und ich werde mit dem Hoyer-Lift von meinem Rollstuhl ins Bett gehoben. Deloris wünscht mir eine gute Nacht und knipst das Licht aus. Ich liege da und denke an Harrisons Hände auf meinem Gesicht und höre den Schneesturm vor meinem Fenster toben. Seine Hände verwandeln sich in die Hände meines Vaters, die mir über die Stirn strichen, als ich ihn das letzte Mal sah. Harrisons Augen hatten die Form der Augen meiner Mutter, und ich dachte an den falsch adressierten Brief, den ich von ihr bekommen hatte – über ein Jahr, nachdem sie im Oktober 1994 gestorben war.

»Ich bin beim Arzt gewesen«, sagte der Brief wie eine Stimme von den Toten, »und er hat mir erklärt, daß ich in sechs Monaten blind sein würde. Ich kann jetzt schon nicht mehr so gut sehen. Ich stoße überall an. Tut mir leid, daß ich Dich nicht besuchen kommen kann, aber Joanie versucht, es doch noch irgendwie zu ermöglichen. Joey macht sich nie die Mühe, uns zu besuchen. Midge lebt weit weg, in Texas, und ich bin an Joanies Haus gefesselt, Ich denke jeden Tag und jede Nacht an Dich. Ich frage mich, ob ich Dich jemals wiedersehen werde.«

Genau wie damals, als mein Vater starb, wurde ich nicht zur Beerdigung meiner Mutter eingeladen. Ihre Stimmen lebten jedoch in meinem Kopf fort. Wenn man so absolut in sich selbst lebt, erheben sich die wichtigen Stimmen immer wieder. Ich höre abwechselnd die eifersüchtige, verängstigte Stimme meiner Mutter und die kräftige, wütende Stimme meines Vaters.

Zu diesen Stimmen füge ich meine eigene hinzu. Während ich den mühsamen Atem der Frau in dem Bett neben meinem höre, erinnere ich mich an einen Tag vor langer Zeit, als ich von der Arbeit nach Hause fuhr und dachte, was für merkwürdige Leute

Schriftsteller doch sind. Damals sagte ich mir, daß ich niemals etwas mit einem Schriftsteller zu tun haben wolle. Und dann erst die Dichter! Die waren mir einfach zu verrückt. Es ist eine Ironie des Schicksals, daß heute, fast zweiunddreißig Jahre nach den Schlaganfällen, meine Hauptbeschäftigung Tag für Tag im Gedichteschreiben besteht.

Ich denke an die traurige Tatsache, daß mein Bruder Joey ebenfalls einen Schlaganfall erlitten hat, und zwar genau zu der Zeit, als ich an diesem Buch schrieb. Joan erzählte mir, daß er Unsinn redet und versucht, aus dem Krankenhaus wegzulaufen.

Ich erinnere mich, wie Bill mich drängte, den Kampf bis zum Ende auszufechten, und an all die ermutigenden Karten und Briefe, die er mir seit seinem Umzug nach New Jersey geschickt hat.

Ich erinnerte mich an Arlenes Erstaunen, als ich zum ersten Mal nach oben blickte. Sie ist jetzt außerordentliche Professorin am Queens College – City University of New York, wo sie die Programme für hilfsmittelgestützte und alternative Kommunikation koordiniert. Die Pionierarbeit, die sie in Goldwater geleistet hat, hat das Leben behinderter Menschen dauerhaft beeinflußt, nicht nur in den Vereinigten Staaten, sondern auch in anderen Teilen der Welt.

Ich denke daran, wie genau und systematisch Joyce vorging, um sich meinen Problemen zu nähern. Sie ist jetzt außerordentliche Professorin an der Abteilung für Beschäftigungstherapie der New York University, wo sie sich auf klinische Forschungen im Zusammenhang mit Schlaganfall-Rehabilitation spezialisiert. Zu Weihnachten schicke ich ihr und Arlene eine Postkarte. Auch wenn es nur ein kleiner Dankesbeweis ist für all das, was sie für mich getan haben, so ist es doch meine Art, ihnen zu sagen, daß ich sie liebe.

Ich denke an George, der Judy allein großgezogen und nie wieder geheiratet hat. Vielleicht war das seine Art, mir zu sagen, daß er mich einmal geliebt hat und keine andere meinen Platz einnehmen konnte. Vielleicht war das sogar seine Art, sich um mich zu kümmern, nachdem ich die Schlaganfälle hatte. Nichtsdestoweniger bin ich dieses Jahr zu dem Schluß gekommen, daß es für meine Selbstachtung besser wäre, wenn ich mich von ihm befreien würde. Ich bin im Augenblick dabei, die Scheidung in die Wege zu leiten.

Ich denke mit immenser Dankbarkeit an Minato Asakawa, den Vizepräsidenten von »Kodansha America«, der genug an mich glaubte, um mir die Chance zu geben, meine Lebensgeschichte niederzuschreiben. Er ließ mir durch den Verlag einen Computer beschaffen, der es mir nicht nur ermöglichte, an diesem Buch zu arbeiten, sondern auch meine sonstigen Schreibaktivitäten auszudehnen. Mr. Asakawa besuchte mich im Krankenhaus und ermutigte mich, die Wahrheit über mein Leben zu schreiben, ganz gleich, wie schmerzhaft diese Wahrheit sein mochte. Unlängst hat er mir die schwierigste Frage gestellt, die ich je beantworten mußte: Was alles hätte ich niemals über mich selbst erfahren, wenn ich die Schlaganfälle nicht gehabt hätte? Zuerst dachte ich, ich könne auf eine solche Frage keine Antwort finden. Aber dann dachte ich an zwei spezielle Dinge. Erstens glaube ich nicht, daß mir bewußt geworden wäre, daß ich auf dem Wege war, zur Alkoholikerin zu werden – nicht, bevor es zu spät gewesen wäre. Nach den Erfahrungen meiner Kindheit und Jugend und angesichts des fortgesetzten Einflusses, den der Alkohol auf das Leben meiner Familie gehabt hatte, wäre ich wohl in die Fußstapfen meines Vaters getreten. Obwohl ich während meiner ersten Schwangerschaft gelernt hatte, welche Gefahren der Alkohol in sich barg, trank ich doch vor und nach Judys Geburt weiter und hörte nur während der Schwangerschaft selbst auf. Alkoholkonsum war für mich ein Weg, um den Schmerz zu dämpfen, den ich mein ganzes Leben lang empfunden hatte, und wenn ich nicht die Schlaganfälle gehabt hätte, hätte sich diese Neigung wohl bis zum Tag meines Todes fortgesetzt.

Meine zweite Antwort auf Mr. Asakawas schwierige Frage hat

mit Willenskraft zu tun. Vor meinen Schlaganfällen hatte ich keine klare Zielsetzung für mein Leben. Ich konnte sogar sagen, daß ich häufiger den einfachen Weg wählte, statt mich im Angesicht der Schwierigkeiten des Lebens den Herausforderungen zu stellen. Ich ließ mich treiben und dachte, daß eines Tages schon der richtige Mann kommen und alles in Ordnung bringen würde. Jetzt weiß ich es besser. Das Leben ist nur das, was man daraus macht, wie das Sprichwort heißt. Ich glaube jetzt, daß man, um glücklich zu sein, klare Ziele und Absichten haben muß, daß man sich anstrengen muß, komme, was da wolle, um sich diesen Zielen zu nähern. Die Schlaganfälle haben mich vor eine klare Entscheidung gestellt: Ich mußte entweder für mein Glück arbeiten oder sterben. Fast dreißig Jahre lang habe ich Tag für Tag gekämpft. Ich habe den Entschluß gefaßt, dieses Buch zu schreiben, und trotz all der Hindernisse, die sich mir in den Weg stellten, ist es jetzt fertig. Die Tatsache, daß ich dieses schwierige Ziel erreicht habe, hat mich mit großem Stolz erfüllt und mir sehr viel Hoffnung für meine Zukunft gegeben. Dafür muß ich mich bei »Kodansha America« bedanken.

Und ich denke auch an das Goldwater Hospital. Schließlich würde man mich vielleicht immer noch als »Gemüse« betrachten, hätte es dort nicht Menschen gegeben, die mir schließlich geholfen haben. Ich bin dankbar für meinen Rollstuhl und für mein Kommunikationsgerät, das zu bekommen mir das Krankenhaus geholfen hat. Aber ich denke, zweiunddreißig Jahre Krankenhausleben sind doch genug. Während ich dies niederschreibe, unternehme ich die notwendigen Schritte, die mich meinem nächsten Ziel näherbringen sollen – ich möchte eine eigene Wohnung beziehen. Eine Organisation für Behinderte, die den Namen »Queens Independent Living Center« trägt, arbeitet mit meiner Nichte Linda Tropiano zusammen, um dieses jüngste meiner Ziele Wirklichkeit werden zu lassen.

Ich denke an all die wunderbaren Briefe, die ich von Kindern überall in den Vereinigten Staaten erhalten habe. Eine fünfte Klasse in San Antonio in Texas hat mir einen Hefter mit Fotos der einzelnen Schüler und Briefen, die sie mir geschrieben hatten, geschickt. Ich kann gar nicht sagen, wie tief ihre Worte mich berührt haben und wie wunderschön all ihre Gesichter aussahen. Ich möchte am liebsten diese Kinder umarmen und ihnen sagen, daß Ausbildung das Wichtigste auf der Welt ist. Etwas, das ich immer bedauern werde, ist die Tatsache, daß ich ohne Abschluß von der High School abgegangen bin. Ein Kind namens Miguel schrieb, er wünschte, er könne Gedichte wie meine schreiben. Ich wollte ihm sagen, daß er mit der richtigen Ausbildung alles tun könne, auch Gedichte schreiben. Ich habe auf die harte Tour gelernt, daß man alles andere verlieren kann, daß einem aber niemand sein Wissen nehmen kann.

Ich denke an den Brief, den ich im Mai 1996 von einer Frau bekommen habe, deren Mutter bei einem Autounfall einen Hirnschaden davongetragen hatte. Die Tochter fragte um Rat, daher schrieb ich ihr einen Brief. Ein Teil dieses Briefes lautet: »Nur wir selbst können für uns sprechen. Solange ein Mensch das Alphabet kennt, geben Sie ihm Stift und Papier! Und vergessen Sie nicht – wir werden und dürfen uns nicht unterkriegen lassen. Geben Sie nicht auf.«

Während ich langsam in den Schlaf hinübergleite, denke ich an Deloris' Hochzeit 1996 und daran, wie sehr sie sich gewehrt hat, die hundert Dollar anzunehmen, die ich ihr schenkte, um mit ihr zu feiern, daß sie den richtigen Mann gefunden hatte. F-Ü-R A-L-L D-A-S O-L-I-V-E-N-Ö-L, buchstabierte ich auf meiner Alphabetkarte. F-Ü-R A-L-L I-H-R-E L-I-E-B-E. Denn Deloris' Eingreifen hatte ich es zu verdanken, daß die Krankenschwestern begannen, mich wie ein menschliches Wesen zu behandeln. Und obwohl es immer noch Zeiten gibt, zu denen ich mich von ihrem Verhalten gekränkt fühle, haben die körperlichen Mißhandlungen, die ich zu Anfang erlitt, mittlerweile aufgehört. Sie machen manchmal Scherze mit mir und geben sich mit mir besondere Mühe. Dafür bin ich dankbar.

Mein Enkelsohn Harrison hat mir wieder ins Gedächtnis gerufen, wie kostbar das Leben ist. Einige Menschen leben zehn Jahre für jedes Jahr, das vergeht. Andere leben nur ein Jahr für jeweils zehn der ihnen gegebenen Jahre. Ich hoffe, ich lebe ein Jahr für jedes geschriebene Gedicht, für jeden gewonnenen Kampf, für jedes überwundene Schweigen.

Das Leben sollte nie zu einfach sein. Wenn es das ist, ist man auf seine schrecklichen Überraschungen nicht vorbereitet. Am Ende des Tages, wie schwierig der Ort auch sein mag, an den man sich gestellt findet, wie furchtbar das Leiden sein mag, das man erdulden muß – man muß sich mit dem Licht der Hoffnung in den Augen hindurchkämpfen. Diese Hoffnung mag anderen unvernünftig oder verrückt erscheinen, sogar den Menschen, die dich lieben. Ignoriere sie, bekämpfe sie, wenn es sein muß, aber *blicke immer nach oben für ja.*

Die Nacht senkt sich herab, und ich schließe meine Augen. Irgendwo im Flur höre ich Deloris singen. Meine Gedichte sind mein Gesang. Dieses Buch ist mein Geschenk an die Welt.

Inhalt